JOSEF
GIGER-BÜTLER

»Sie haben es doch gut gemeint«

Depression und Familie

BELTZ

Dieses Buch ist auch als E-Book erhältlich:
ISBN: 978-3-407-22422-4

Wichtiger Hinweis
Die im Buch veröffentlichten Ratschläge wurden mit größter Sorgfalt und nach bestem Wissen von der Autorin erarbeitet und geprüft. Eine Garantie kann jedoch weder vom Verlag noch von der Verfasserin übernommen werden. Die Haftung der Autorin bzw. des Verlages und seiner Beauftragten für Personen-, Sach- oder Vermögensschäden ist ausgeschlossen. Wenn Sie sich unsicher sind, sprechen Sie mit Ihrem Arzt oder Therapeuten.
Das Werk und seine Teile sind urheberrechtlich geschützt. Jede Nutzung in anderen als den gesetzlich zugelassenen Fällen bedarf der vorherigen schriftlichen Einwilligung des Verlages. Hinweis zu § 52 a UrhG: Weder das Werk noch seine Teile dürfen ohne eine solche Einwilligung eingescannt und in ein Netzwerk eingestellt werden. Dies gilt auch für Intranets von Schulen und sonstigen Bildungseinrichtungen.

www.beltz.de

© 2006 Beltz Verlag · Weinheim und Basel
Umschlaggestaltung: www.anjagrimmgestaltung.de,
Stephan Engelke (Beratung)
Satz: WMTP, Birkenau
Herstellung: Lelia Rehm
Druck und Bindung: Beltz Bad Langensalza GmbH, Bad Langensalza
Printed in Germany

ISBN: 978-3-407-22189-6
1 2 3 4 5   18 17 16 15 14

Inhalt

Einleitung · 11

Teil 1 Annäherung an die Depression

1. Kapitel Überforderung und Depression –
eine unheilvolle Allianz
Erste Fragestellungen, erste Antworten · 21

2. Kapitel Die Depression als Resultat einer
depressiven Überforderungs- und
Lebensstrategie · 31

3. Kapitel Fallbeispiele · 38

4. Kapitel Die populäre Betrachtungsweise der
Depression und warum sie falsch ist · 43

Teil 2 KRANK MACHENDE BEDINGUNGEN IN DER KINDHEIT

5. Kapitel	Die Depression entsteht in der Familie	55
	Familiäre Konstellationen	57
	Die »normale« Familie	58
	Mütter, die sich kümmern und »nur das Beste wollen«	61
	Väter mit hohen Erwartungen	63
	Autoritäre Väter	65
	Dienende, aufopfernde Mütter	67
	Starke, bestimmende Mütter	69
	Depressive Mütter, depressive Väter	71
	Wie sich aus der Konstellation das »depressive Muster« ergibt	75

Teil 3   Die Grundlegung depressiven Verhaltens

6. Kapitel	Die Reaktionen der Kinder als depressionsbildende Faktoren	85
	Das Kind ist »da und doch nicht da«: Anpassung um jeden Preis	87
	Der Rückzug	101
	Konfliktvermeidung, Angst	108
	Das »Helfersyndrom«	110
	Überforderung	113
	Trauer und Liebe	115
7. Kapitel	Sein oder Nichtsein – Kindheit und Depression	121

Teil 4 DAS ERWACHSENE DEPRESSIVE VERHALTEN

8. Kapitel	Der Weg von der kindlichen zur erwachsenen Depression	135
	Das Verhalten depressiver Menschen	141
9. Kapitel	Depressive Persönlichkeit und depressive Lebensstrategie	152
	Müdigkeit und Leistung	153
10. Kapitel	Die latente und manifeste Depression	169
	Medikamente	175
	Verlaufsformen	178
	Beispiel einer Manifestdepression	188
11. Kapitel	Emotionale und körperliche Symptome der Depression	195
12. Kapitel	Der Endzustand der Depression	202
	Die Erschöpfung als Erlösung	202
	Die totale Verleugnung	205

Teil 5   ERKENNEN UND VERÄNDERN

13. Kapitel	Das Erkennen (die Diagnose) der depressiven Lebensstrategie und Persönlichkeitsstruktur	211
14. Kapitel	Wege aus der manifesten Depression	220
	Das Ziel	234
	Literatur	242

Einleitung

Die grundsätzlichen Fragen, was eine Depression ausmacht, warum jemand depressiv wird und warum eine Depression kommen, vergehen und wieder auftauchen kann, haben mich während meiner gesamten therapeutischen Tätigkeit beschäftigt. Ich habe im Laufe der Jahre viele depressive Menschen therapeutisch begleiten dürfen und die folgenden Überlegungen in diesem Buch sind aus den Erfahrungen zusammen mit diesen Menschen entstanden.

Dabei verbinde ich mit einer stimmigen Theorie der Depression drei Anforderungen:

- Der depressive Mensch selbst muss die Erklärungen des Therapeuten verstehen und durch sie sich selbst besser verstehen können. Sie müssen für ihn stimmig, rational nachvollziehbar und emotional evident sein.
- Die Theorie muss einen Weg zur Veränderung und Heilung aufzeigen. Die Theorie muss praktisch umsetzbar sein.
- Ursache, Verlauf und Heilung müssen durch eine solche Erfassung schlüssig in ihrem Zusammenhang erklärt werden können.

Es sollte also beim depressiven Menschen so etwas anklingen, wie »Ja, so ist es bei mir«, und dieses Wiedererkennen sollte sowohl das emotionale Erleben betreffen wie auch seine Muster des Denkens und Handelns nachvollziehbar und erklärbar machen.

Natürlich gibt es sehr viele Theorien über die Depression. Und es gibt wahrscheinlich keine, die nicht irgendetwas trifft, die nicht an irgendeinem Punkt etwas Wesentliches der Depression erfasst. Aber keine dieser Depressionstheorien befriedigte mich und gab mir (und den depressiven Menschen) einen Schlüssel zum besseren Verständnis depressiven Geschehens an die Hand, keine vermittelte mir eine klare Vorgabe, wie die Depression zu behandeln oder wie eine weitere Depression zu verhindern sei.

Vielleicht sind die diversen Theorien zu theoretisch, zu entfernt vom tatsächlichen Leben und vom Erleben der Depressiven. Vielleicht sind sie auch zu kompliziert, und das Leben und damit die Depression sind bei aller Komplexität viel einfacher, als man gemeinhin meint.

Ich bin überzeugt, dass dem so ist.

Meine Sichtweise der Depression entstand nicht auf experimentellem oder streng empirischem Weg, sondern hat sich nach und nach aus meinen Erfahrungen im Umgang mit depressiven Menschen herauskristallisiert. Es war ein fortschreitender Prozess, von allgemeinen Fragestellungen zu immer spezielleren. Es war ein Suchen und Verwerfen. Dabei standen immer das Wissenwollen, das Noch-besser-verstehen-Wollen des depressiven Menschen im Vordergrund. Diese Unruhe und dieses Getriebensein erstreckten sich über weit mehr als zehn Jahre.

So richtet sich denn dieses Buch an alle, die von einer ähnlichen Unruhe ergriffen sind, ob sie unmittelbar oder mittelbar betroffen sind. Ihnen allen möchte ich meine Sicht der Depression nahe legen, in der Überzeugung, dass sie Impulse zu geben vermag zum besseren Verständnis depressiven Erlebens und Handelns.

Ich möchte, dass dem depressiven Menschen mehr Verständnis und Wertschätzung entgegengebracht werden, dass er gesehen wird in der ganzen Tiefe und Breite seiner Empfindsamkeit und dem Reichtum seines Erlebens. Er hat es schon schwer genug in und mit seinem Leben, er trägt schon genug an seinem eigenen Leiden und Nicht-verstehen-Können.

Es geht mir in erster Linie um mehr Verständnis für den depressiven Menschen, ihm gerechter zu werden und auch vorsichtiger im Urteil über ihn. Ihn zu verstehen hilft, ihm anders zu begegnen. Den depressiven Menschen besser verstehen heißt auch, ihm mehr Achtung und Wärme geben zu können. Ich hoffe, mit diesem Buch einen wichtigen Teil dazu beizutragen. Das Verständnis des depressiven Menschen trägt, und davon bin ich überzeugt, auch zu einem besseren Verständnis aller anderen Menschen bei.

Gedacht habe ich beim Schreiben dieses Buches auch an jene Menschen, die gar nicht in Situationen hineingeraten wollen, in denen sich die depressiven Menschen befinden, die also Hilfestellungen erwarten, um schon frühzeitig Warnsignale zu erkennen und daran arbeiten zu können. Das Thema von Forderung und Überforderung, das, wie ich im Folgenden genauer darstellen werde, eng mit der Herausbildung einer Depression verknüpft ist, ist ja nicht das Problem einiger weniger Menschen, sondern jedes Einzelnen von uns. Forderungen wird es immer geben, und Wege zwischen dem Erfüllen von Erwartungen und dem Abgleiten in die Spur permanenter Selbstüberforderung muss jede und jeder von uns finden. Aber noch nie war der Pfad zwischen Pflichterfüllung und zwanghafter Unfreiheit so schmal wie heute, noch nie waren die Forderungen von außen wie von innen so stark und nachhaltig und der Verlust der persönlichen Selbstbestimmung so nahe. Die Welt von heute macht nicht an sich depressiv, sondern nur unsere Art, damit umzugehen, und die Bilder, nach denen wir glauben uns richten zu müssen.

Nehmen wir ein Beispiel: Ferien sind etwas Erholsames und Beglückendes. Wenn wir uns aber leiten lassen vom »Diktat des Müssens« werden sie zu einem Fiasko. Der Imperativ, der Ferien zum Stress und den Menschen zum Sklaven macht, könnte etwa so lauten:

»Du *musst* die Ferien vom ersten Tag an genießen, du *musst* Sonne und Meer immer und jederzeit als etwas Erholsames empfinden, du *musst* glücklich sein und dich erholen können, es *muss* dir einfach gut gehen, du *musst* auftanken fürs ganze

Jahr, jetzt oder nie hast du die Chance dazu, du musst ein anderer Mensch sein in den Ferien, du *musst* alles nachholen, was du während des vergangenen Jahres verpasst hast, und dich rüsten für die trockene und unmenschliche Zeit, die nachher kommen wird, sonst ... ja sonst *liegt es an dir*, dann bist du unfähig, zu genießen, loszulassen und dich zu entspannen, dann darfst du dich nicht beklagen, dann bist du daneben, dann stimmt etwas mit dir nicht.«

Unter solchen Bedingungen, die keinen Raum lassen für individuelle Rhythmen und Vorlieben, für Stimmungsschwankungen, für persönliche Formen der Feriengestaltung, werden solche Ferien zur Überforderung. Je mehr jemand solche Vorstellungen zum eigenen Maßstab des Genießens und der Fähigkeit zum Ausspannen macht, desto eher läuft er oder sie in eine Überforderung hinein, die der depressiven Überforderung sehr nahe kommt, die ein ähnliches Bild vermittelt wie eine Depression.

Die Gefahr, überfordert zu werden, ist überall sehr präsent. Man wird von der Arbeit überfordert, die wenig Spielraum lässt für eine individuelle Gestaltung; der materielle Druck wird immer größer, die Konkurrenz unmenschlicher und der Mensch zählt immer weniger. Wenn dann noch im Privaten und in der Freizeit solche Forderungen kommen, die man meint erfüllen zu müssen, um dazuzugehören, um »in« oder »hip« zu sein, um respektiert zu werden, wenn man anziehen muss, was *man* anzieht, und dorthin geht, wo *man* hingehen muss, dann bleibt kein Platz mehr für persönliche Entscheidungen, dann verliert sich der Mensch. Er läuft in eine Lebensform hinein, in der er sich ständig überfordert. Man wird deshalb nicht unbedingt depressiv, aber man distanziert sich von sich selbst, übergeht sich, überfordert sich, was lähmt und unzufrieden macht.

Doch auch wenn der betreffende Mensch sich noch so mies, leer und ausgequetscht fühlt, handelt es sich um keine Depression. Er befindet sich zwar in einem Zustand, der demjenigen der depressiven Menschen sehr nahe kommt, nach außen so wirken mag und vom Erleben her nicht unähnlich dem depressiven Erleben ist, aber eine Depression hat andere Voraussetzungen, zu ihr bedarf es depressiver Verhaltensmuster und depressiver Wurzeln, sie setzt eine depressive Persönlichkeitsstruktur voraus.

Wächst das gleiche Verhalten nun auf dem Boden solch depressiver Strukturen, auf die wir in diesem Buch eingehen werden, dann ist der Mensch noch anfälliger auf den gesellschaftlichen Imperativ des Müssens, noch beeindruckbarer durch Normen und durch die Forderungen des Zeitgeistes.

> Positiv formuliert: Wichtig ist, dass der Mensch sich spürt und ernst nimmt, was er will und braucht, dass er spürt, was ihm gut tut, wo seine Vorlieben und Grenzen, seine Möglichkeiten und Schwächen liegen, dass er sich wahrnimmt und respektiert, dass er von sich ausgeht, sich in seinen Entscheidungen mitberücksichtigt und sich als der sieht, der entscheiden kann, der gefragt werden will. Dann kann er etwas verändern, kann er seine Erwartungen zurückschrauben, wieder zu Kräften kommen und sich erholen, dann bleibt er gesund und kann sich entwickeln, dann kann er ja und nein sagen, läuft nicht Gefahr, ausgebrannt, leer und unzufrieden zu werden. Zusammenfassend meint das, dass der Mensch die Möglichkeit und die Fähigkeit hat, sich zu verändern, sein Leben zu überdenken und sein Handeln zu reflektieren.

Natürlich wird es für den Menschen mit jedem Lebensjahr schwieriger, die Weichen anders zu stellen, wenn er die ganze Zeit auf einem Gleis gefahren ist, das ihn ständig überfordert. Denn die Erwartungen an sie oder ihn werden größer, man glaubt, so handeln zu müssen und nicht anders zu können, weil man annimmt, dass es von einem erwartet wird, oder weil man glaubt, dass man zu viel verlieren würde, wenn man sich anders verhalten würde.

Je länger jemand auf diesem Gleis fährt, umso schwieriger wird es, unabhängig, frei und selbstbestimmt sein eigenes Leben zu gestalten. Aber unmöglich ist es nie. Und hier kann jedem von uns das Verständnis der depressiven Menschen helfen. Wir können sehen, wie sich der depressive Mensch überfordert, wie er sich in eine Falle begibt und wie solche Verhaltensweisen der Überforderung sich auf sein Denken, Fühlen und Handeln auswirken können. Das Verständnis der Depression zeigt aber auch die Wege, die er gehen kann, um sich zu schützen oder sich zu befreien.

In diesem Buch geht es mir auch darum, zu zeigen, wie vielfältig die Möglichkeiten sind, sich zu überfordern, wie groß die Gefahr ist, sich zu übergehen und in Zustände zu geraten, in denen Niedergeschlagenheit, Hoffnungslosigkeit und Ohnmacht von uns Besitz nehmen. Aber solche Zustände dürfen nicht einfach als Ausdruck einer Depression bezeichnet werden. Eine Depression ist viel einschneidender, grundsätzlicher und dramatischer. Es ist ein wichtiges Ziel dieses Buches, das deutlich zu machen, aber auch aufzuzeigen, wie viel wir für uns vom Verhalten depressiver Menschen lernen können. Es soll dazu beitragen, hellhöriger zu werden, um zu erkennen, wenn solche Verhaltens- und Denkmuster beginnen, unser Lebens zu bestimmen, so dass wir schneller merken, wenn wir von solchen Denk- und Verhaltensmustern geleitet werden. Wir alle sind Forderungen und Erwartungen ausgesetzt, fühlen uns häufig unfrei, zu entscheiden, nein zu sagen, uns abzugrenzen und das zu tun, was wir wirklich wollen.

Wir erleben uns häufig so, wie depressive Menschen sich fühlen und wie sie leben – und das soll und kann uns helfen, die Depression zu verstehen und einzusehen, dass depressives Erleben und Handeln gar nicht so abwegig und fremdartig ist, wie wir häufig meinen. Wobei gleich angefügt werden muss, dass der Zugang zum depressiven Menschen über das eigene Erleben auch gefährlich und trügerisch ist. Denn depressives Erleben ist

Einleitung

Einleitung

schmerzvoller, auswegloser und hoffnungsloser als jedes noch so tiefe und verzweifelte Gefühl der Traurigkeit und Niedergeschlagenheit. Um in eine Depression zu geraten, braucht es mehr, braucht es Muster, die schon sehr früh angelegt sind und die starr und unflexibel sind.

Wir alle haben unfreie Seiten in uns, wollen geliebt und akzeptiert werden und sind immer gefährdet, uns so zu verhalten, dass es uns nicht gut geht, aber depressiv werden wir deshalb noch nicht, auch wenn wir in einen Zustand kommen können, der einer Depression sehr ähnlich ist und mit einer Depression verwechselt werden kann. Wer ab und zu unter Kopfweh leidet, muss deswegen auch noch keine Migräne haben, und wer oft nach dem Essen Magenschmerzen hat, leidet noch unter keinem Magengeschwür.

Wer sich ständig überfordert, wer immer wieder über seine Verhältnisse lebt, kann in ein Loch fallen, die Orientierung und den Lebenssinn verlieren. Dann geht es ihm schlecht, ist er niedergeschlagen, lustlos, ohne Initiative, ohne Kraft, aber wirklich depressiv ist er nicht.

Aber er ist in seinem Verhalten und in seinem Erleben sehr nahe an einer Depression. Ich schlage vor, solche Zustände als »emotionale Verstimmungen« zu bezeichnen. Eine wirkliche Depression ist etwas anderes, hat eine andere Geschichte und einen anderen Verlauf, ist komplexer, gewachsener und tragischer, umfasst die ganze Person und bestimmt über eine sehr lange Zeit bis ins Letzte hinein ihr Verhalten und Empfinden. Vor allem aber ist eine Umkehr oder ein Aussteigen sehr viel schwieriger und mühsamer.

Ich möchte all den depressiven Menschen danken, die mir geholfen haben, sie, die Depression und das Leben besser zu verstehen. Ich möchte ihnen danken, dass sie mir erlaubten, mit ihnen zusammen den Weg durch Verzweiflung und Angst zu gehen und damit erleben zu dürfen, wie sich ein solcher Weg öffnen kann. Ich durfte aber auch miterleben, wie sie allmählich freier, lebensbejahender und stärker wurden. Ich durfte mich mitfreuen, wenn sie ihr Leben wieder in die Hand nahmen und als selbstbewusste, kritische Menschen in ihr wirklich gelebtes Leben zurückkehrten.

Diese Erfahrungen waren für mich oft erschütternd: Ich sah Menschen leiden, ich sah, wie sie sich wehrten und sich verzweifelt gegen dieses Leben voller Angst und Unfreiheit aufbäumten. Sie ließen mich Einblick nehmen in ein Leben voller Kampf, Einsamkeit und des ständigen Bemühens, ohne ständige Selbstzweifel und Abwertung auszukommen.

Ich konnte sehen, wie ein anfängliches Verhalten, um zu »überleben«, sich im Laufe der Zeit gegen sie richtete, wie Versuche, einen tragfähigen Boden zu finden, ihnen zunehmend gerade diesen Boden entzogen, wie ihr Bemühen, sich zu schützen und leben zu wollen, zu einem Gefängnis wurde und wie ihr stetes Ringen um ein würdiges Leben sie zunehmend vom Leben fern hielt und an sich und am Leben leiden ließ.

Leiden soll uns aber helfen, das Leiden anderer zu mindern, vielleicht gar zu verhindern, auf jeden Fall aber kann und soll es mithelfen, depressiven Menschen mit mehr Verständnis, Wertschätzung und Respekt zu begegnen. Verstehen wollen ist immer der erste Schritt hin zum Mitmenschen.

Teil 1
Annäherung an die Depression

1. Kapitel
Überforderung und Depression – eine unheilvolle Allianz

Erste Fragestellungen, erste Antworten

Von Depression hört und liest man heute fast täglich. Depressive Menschen bevölkern die Literatur ebenso wie die Klatschspalten der Tagespresse und das »Interesse« ist groß – ganz im Gegensatz zur Anteilnahme an den gelebten Depressionen im Alltag. Dort nämlich sind sie verpönt und gefürchtet. Auch von Überforderungen liest und hört man ständig – wer schon ist heute nicht überfordert?

Woran liegt es, dass sich heute so viele Menschen so sehr überfordert fühlen? Und vor allem, wo führt das hin, wenn dem so ist? Waren denn die Menschen früher weniger überfordert oder fühlten sie sich zumindest weniger überfordert? Oder sprach man nur weniger davon? Waren die Umstände und die Anforderungen an den einzelnen Menschen anderer Natur, so dass sie sich tatsächlich weniger überfordert fühlen mussten? Oder gingen sie anders mit sich um, hatten sie andere Bilder von ihrem Menschsein, andere Erwartungen an sich und das Leben, dass sie sich gar nicht so überfordert fühlen konnten oder mussten? Leben wir in einer Welt und in einer Zeit, auf die die Menschen gar nicht anders als mit Überforderung antworten können?

Was mich an einen möglichen Zusammenhang zwischen Überforderung und Depression denken ließ, waren in erster Linie Beobachtungen aus meiner Praxis als Psychotherapeut und die berufliche Begegnung mit depressiven Menschen. Dies nicht zuletzt deshalb, weil ich die depressiven Menschen als in jeder

Beziehung überforderte Menschen erlebte, die, wie ich immer mit Erstaunen feststellte, gar nicht mehr aus ihrer Überforderung herauskamen und mit ihrer Überforderung auch alle um sich herum überforderten. Zunehmend wurde mir klar, dass ein ursächlicher Zusammenhang zwischen Überforderung und Depression bestehen müsse: einerseits aus der Erfahrung heraus, wie sich die depressiven Menschen überfordern, und andrerseits, weil ich darin etwas ganz Wesentliches der depressiven Zustände erkannte. Meine anfänglichen Überlegungen liefen demnach auf Folgendes hinaus:

○ Bei den depressiven Menschen geht es immer um Überforderung: Sie fühlen sich überfordert, sie sind ausgelaugt und erschöpft, wie nach einer riesigen Anstrengung. Sie werden das Gefühl der Überforderung nicht los.
○ Alle Menschen, die mit ihnen zu tun haben, fühlen sich ebenfalls überfordert, und je mehr sie sich um die Depressiven kümmern, umso überforderter fühlen sie sich.
○ In der Überforderung steckt deshalb ein wesentlicher Aspekt der depressiven Zustände.

Diese noch ganz vagen Formulierungen setzten dann eine ganze Lawine weiterer Fragen in Gang, die in irgendeiner Form immer schon bruchstückhaft und zusammenhangslos im Raume gestanden hatten:

○ Wer lässt sich überfordern?
○ Ist Überforderung ein einmaliger Zustand oder geht sie weiter, quasi in eine grundsätzliche Lebensbefindlichkeit hinein?
○ Handelt es sich bei der Überforderung um eine Art Lebensprinzip?
○ Was passiert mit jemandem, der sich ständig überfordert?

Weitere Fragen kamen hinzu:

○ Wie geht der depressive Mensch mit Überforderungen um?
○ Erlebt er die Überforderungen anders als andere Menschen?

Überforderung und Depression – eine unheilvolle Allianz

- Hat es der depressive Mensch mit anderen Überforderungen zu tun oder geht er nur anders damit um?
- Hat er auch andere Erwartungen an sich bezüglich des Umgangs mit Überforderungen?
- Warum kommt der Depressive trotz aller Befreiungsversuche nicht aus der Überforderung heraus?
- Warum verändert der depressive Mensch sein Verhalten trotz seines Leidens nicht?
- Warum verhält er sich nicht so, dass es gar nicht zu Überforderungen kommen kann?
- Könnte man von einem TEUFELSKREIS DER ÜBERFORDERUNG sprechen? Wenn es so etwas gibt, wer gerät dann in einen solchen Teufelskreis hinein?
- Kann man erst von einer Depression sprechen, wenn jemand in diesem Kreis drin ist?

Mit diesen Fragestellungen, die bald immer zielgerichteter verliefen, hatte ich nun, ohne mir dessen wirklich gewahr zu werden, eine erste Definition der Depression gefunden. Sie sollte sich nicht mehr wirklich ändern. Sie wurde weiter ausgebaut, abgerundeter, abgesicherter, aber nicht mehr wirklich anders:

1. Depressiv ist, wer sich im Teufelskreis der Überforderung befindet.
2. Der *depressive* Umgang mit Überforderung zeichnet sich dadurch aus, dass es nicht zu einer Auflösung, sondern im Gegenteil zu einer neuen Überforderung kommt.

Wenn sich nun aber jemand permanent überfordert, dann muss es doch einmal zu viel sein, überlegte ich mir. Man kann sich doch nicht dauernd überfordern, das heißt ständig physisch und psychisch über seine Verhältnisse leben, ohne dass es sich einmal rächt? Könnte es also nicht sein, dass der depressive Mensch mit seiner ständigen Überforderung einmal zusammenbricht und dieser Zusammenbruch nichts anderes ist als die Depression selbst?

Deshalb formulierte ich eine weitere Definition:

> 3. Die Depression ist Ausdruck des Zusammenbruchs einer depressiven Überforderungsstrategie.

Depression hat also mit Überforderung und mit einem speziellen Umgang mit dieser Überforderung zu tun, und zwar in der Art, dass sich die oder der Depressive immer wieder neu überfordert und sich damit im Netz der Überforderung verstrickt, bis es für sie oder ihn auf diesem Weg nicht mehr weitergeht und es zum Zusammenbruch kommt. Das zeigt sich deutlich im Versuch des Depressiven, sich zu heilen. Er gerät immer tiefer in die Depression hinein, wehrt sich verzweifelt, wird immer kraftloser und kann doch nicht anders, als in der gewohnten Weise zu reagieren. Der depressive Mensch hat sich also eine Art der Problemlösung zugelegt, ist in *Mustern* des Umganges mit sich verhaftet, die ihn viel Kraft kosten und die ihn immer wieder neu überfordern.

Die drei Definitionen gaben mir damals schon ein ziemlich klares und eindeutiges Bild der Depression, vermochten aber unzählige Fragen, wie zum Beispiel die folgenden, nicht zu beantworten:

- Führt jede Überforderung in die Depression?
- Ist denn jede Überforderung eine depressive Überforderung, oder gibt es so etwas wie eine Metamorphose der Überforderung, bei der eine »gewöhnliche Überforderung« in eine depressive übergeht?
- Ist die depressive Überforderung identisch mit Depression?
- Wie sieht denn die Überforderung aus, die typisch zu sein scheint für die depressiven Menschen?
- Was sind das für Menschen, die sich so verstricken?

Wie auch für den depressiven Menschen selbst, so war auch mir nicht ersichtlich, wie die Depression im Einzelfall zustande kam. Natürlich konnten wir fast immer irgendwelche Gründe aufzählen, mehr oder weniger plausible: zum Beispiel Versagen im Beruf, Enttäuschung in der Beziehung, wobei wir uns meist glücklich schätzten, scheinbar so klare Erklärungen zu finden. Häufig aber waren die Gründe für die Entstehung oder das, was wir für eine mögliche Erklärung hielten, viel unklarer, viel weniger fassbar – alle möglichen Begründungen ließen zu viele Fragen offen. Im Beantworten der Fragen entstanden immer wieder neue, vor allem aber war alles, was wir zusammen, die Klienten und ich, herausfanden, zu wenig einleuchtend, zu wenig griffig und nur auf den ersten Blick einleuchtend. Die Klienten spürten zutiefst, dass alle diese Erklärungen ihnen nicht das sichere Gefühl vermittelten: »Ja, das ist es, ja, so ist es bei mir.« Mit anderen Worten, die Erklärungen überzeugten nicht und wir waren so gescheit wie zuvor.

Und auch die Literatur zum Thema der Depression, von der es nun wirklich nicht gerade wenig gibt, konnte mich nicht restlos überzeugen. Die Antworten auf alle meine Fragen, die ich dort las, ermutigten mich, so einleuchtend ich sie im Moment fand und so logisch sie mir im jeweiligen Kontext erschienen, nicht, das Gelesene auf den je einzelnen und einmaligen Klienten zu übertragen. Es ging einfach nicht auf. Jede der Theorien vermochte die je spezielle Situation der Depressiven nicht zu erklären oder zu erfassen, die Raster waren entweder zu eng oder zu weit, wie Kleidungsstücke, die nicht passten, schon ein bisschen, aber doch nicht wirklich und nicht exakt.

Was mir die Fachliteratur hergab, waren viele Einblicke in Zusammenhänge depressiven Verhaltens und Erlebens, viele Aha-Erlebnisse beim Lesen über depressive Prozesse. Auch und vor allem bezüglich der Symptome depressiver Zustände habe ich viel gelernt und profitiert. Aber auf meine Fragen, die bei allen Autoren trotz aller Erklärungsversuche offen blieben, bekam ich keine Antworten:

○ Was machen die depressiven Menschen falsch?
○ Machen sie überhaupt etwas falsch?
Und womit haben folgende Erfahrungen zu tun:
○ Depressive Menschen bemühen sich, sie strengen sich an, bekommen Bestätigungen und Zuwendungen, sie werden geliebt, geschätzt und geachtet – und doch werden sie depressiv und depressiver.
○ Sie könnten mit sich zufrieden sein und sind es doch nicht. Weshalb denn nicht?
○ Sie scheinen wie unter einem Zwang zum Unglücklichsein zu stehen.
○ Man hat den Eindruck, dass sie immer wie angetrieben sind, immer ruhelos. Sie können sich auch nicht gehen lassen. Weshalb das?

Aus meinem jahrelangen Umgang mit depressiven Menschen habe ich gelernt, die depressiven Menschen besser zu verstehen, mich in ihr Erleben und Fühlen hineinzuversetzen und nicht zuletzt dank des Buches von Aaron Beck auch ihr Denken besser nachzuvollziehen. Aber auch viele andere Fachleute haben mir geholfen, die Depression besser zu erfassen. Nennen möchte ich hier: Nicolas Hoffmann, Daniel Hell und Fritz Riemann.

Doch auf die Frage nach dem Eigentlichen der Depression, nach dem, was das Depressive ausmacht und bestimmt, habe ich keine für mich wirklich befriedigende Antwort bekommen. Es war, als blickte ich auf eine Mauer, eine Mauer mit zunehmend mehr Profil und Formen, aber was dahinter stand oder, anders gesagt, wie diese Mauer zustande kam, blieb mir ein Rätsel.

Dieses Nichtwissen und »Nicht-alles-verstehen-Können« haben mich traurig und trotzig gemacht. Dies umso mehr, wenn ich bei verschiedenen Autoren las, wie sie sich die Depression erklären und mit diesen Erklärungen zufrieden geben können. So einfach wollte oder konnte ich es mir nicht machen: Wenn ich z.B. die Zusammenfassung eines Präventivmediziners las, erschien zwar alles ganz plausibel, es erklärte mir aber nicht im

Geringsten die Ursachen und erhellte in keiner Weise das »Wie« der depressiven Zustände. Der Autor führte zum Beispiel die vermehrte Zunahme der Depression auf folgende Gründe zurück:

○ Beziehungslosigkeit: Mitmenschen, Arbeit und Umwelt.
○ Vereinsamung, Missachtung des Alters.
○ Zunehmender Materialismus: Jeder gegen jeden.
○ Zerfall der Familie, Liebeskonflikte.
○ Missachtung der Gemütskräfte.
○ Verlust der Bindung an höhere Werte.

Was kann man damit anfangen? Es handelt sich um Scheinerklärungen, die man genauso gut heranziehen könnte für die zunehmende Erhöhung der Scheidungsraten, die Zunahme des Alkoholismus, der Betriebsunfälle, Kirchenaustritte oder der persönlichen finanziellen Verschuldungen. Und doch beinhalten diese Erklärungen viel von dem, was ich bei depressiven Menschen antraf. Dass diese Aufzählung etwas über die Depression aussagt, ist nicht von der Hand zu weisen, aber auf die Frage nach dem »Warum« und dem »Wie« der Depression geben sie nicht wirklich Auskunft.

Zu viele Beobachtungen und Erfahrungen mit depressiven Menschen ließen mich in ganz andere Richtungen fragen und nach anderen Antworten suchen. Und es waren gerade ganz einfache Beobachtungen, die mir weiterhalfen, ganz nahe liegende und alltägliche, die ich für wesentlich im Zusammenhang mit der Depression erkannte, mit denen alle konfrontiert sind, die mit depressiven Menschen zu tun haben, die aber kaum in der Fachliteratur zu finden waren. Sie brachten mich weiter.

Einige dieser elementaren Beobachtungen, die für mich wegweisend wurden und die ich als wesentlich für die Depression erachte, möchte ich nachfolgend aufzählen:

– *Depressive Menschen sind ruhelos.*

- *Sie sind immer angespannt und nervös, obwohl sie nach außen den Anschein erwecken, die Ruhe selbst zu sein.*
- *Sie wirken überlegen und häufig so, als würde es ihnen gut, ja blendend gehen.*
- *Sie sind hartnäckig und geben nie auf.*
- *Ihr Suchen und Bemühen führt zu keinem Abschluss, zu keiner Beruhigung oder Entspannung.*
- *Sie sind ständig müde, ewig fühlen sie sich gehetzt und überfordert und können doch nicht ausruhen.*
- *Alles ist immer negativ, hoffnungslos und doch sind sie voller Erwartung und Hoffnung.*
- *Sie haben eigene Bewertungen, und zwar solche, die immer zu ihren Ungunsten ausfallen.*
- *Sie bleiben bei ihren Bewertungen, auch wenn die Erfahrung etwas anderes sagt.*
- *Bei allem, was sie tun, gibt es immer ein Haar in der Suppe. Nichts ist einfach einmal gut, nichts ist so gut, wie es ist.*
- *Sie erscheinen stur, unflexibel und erwecken den Eindruck, unbelehrbar und überheblich zu sein.*
- *Sie schonen sich nicht.*
- *Sie lassen sich nicht helfen.*
- *Sie setzen sich und ihre Umgebung mit ihrer Art ständig unter Druck.*
- *Sie bestätigen sich ständig ihr Unvermögen und das der Umgebung.*
- *Sie geben sich keine Rast und Ruhe, keine Pause, kein Timeout.*
- *Sie wollen Verständnis und sprechen den anderen dennoch jede Möglichkeit ab, sie zu verstehen.*
- *Was immer sie tun oder die anderen für sie tun, genügt nicht oder ist gar falsch.*

Es ist mir klar, dass es mühsam ist, sich durch eine solche Liste hindurchzukämpfen. Die gemachten Beobachtungen aber sind mir zu wichtig, als dass ich sie hier nur verkürzt darstellen

Überforderung und Depression – eine unheilvolle Allianz

möchte. Sie zeigen Haltungen, Einstellungen und Bilder depressiven Verhaltens, die mir für meine gewonnene Sicht der Depression sehr maßgebend erschienen und die man sonst in der Literatur nicht oder nicht so zentral im Zusammenhang mit der Depression findet.

- *Depressive appellieren ans Mitleid der Umwelt und weisen es doch zurück.*
- *Sie sind da und doch nicht wirklich da.*
- *Sie zeigen sich interessiert, aber man ist nicht sicher, ob das Interesse wirklich echt ist.*
- *Sie sind nicht richtig zu fassen und schwer zu verstehen.*
- *Es geht ihnen nie wirklich gut.*
- *Man sieht sie selten ausgelassen, sie scheinen sich nicht wirklich gehen lassen zu können.*
- *Sie sind immer so nett und zuvorkommend, dass man sich fragen muss, ob dieses Verhalten echt oder gespielt ist.*
- *Sie sind hilfsbereit, aber so richtig sicher ist man sich nicht, ob sie es auch wirklich so meinen, wie sie es zeigen.*
- *Sie sagen Ja, und man weiß nicht, ob sie Nein meinen.*
- *Sie sagen kaum Nein oder wollen explizit einmal etwas nicht.*
- *Sie sind selten laut und aggressiv, immer sanft und lieb, was sehr verunsichern kann. Dazwischen aber können sie Ausbrüche von Aggression und Wut zeigen.*
- *Sie sind häufig gedanklich abwesend, ohne dass man erfährt, wo sie mit ihren Gedanken gerade sind.*
- *Man sieht sie selten streiten, selten etwas fordern oder etwas behaupten.*
- *Man erfährt wenig, was sie wirklich wollen.*
- *Sie setzen sich kaum in den Mittelpunkt.*
- *Sie gehen jedem Konflikt aus dem Weg.*
- *Sie haben selten eine eigene Meinung.*
- *Sie sind angepasst und dann wieder stur und unbelehrbar.*

Alle diese Beobachtungen führten mich in die Richtung einer

schlüssigeren Erfassung der Depression. Erste Erklärungen in diese Richtung fasste ich in folgende Formulierungen:

- Der depressive Mensch scheint sich immer neu motivieren, sich immer neu antreiben zu können.
- Er erweckt beim Beobachter den Eindruck, als ginge es ihm allein um Bestätigung und Zuwendung. Bekommt er diese, dann kann er sie doch nicht annehmen. Er relativiert sie, misstraut ihr, entwertet sie, und am Schluss steht er vor einem Scherbenhaufen und das Spiel kann von neuem beginnen. Er ist enttäuscht und die Umwelt ist enttäuscht und ratlos.
- Auch Enttäuschung scheint wesentlich zur Depression zu gehören. Der Depressive und sein Umfeld verharren ständig in einer Art Enttäuschung.
- Es scheint kein Anfang und kein Ende zu geben, nur Bewegung und Unruhe.
- Die depressiven Menschen verhalten sich immer gleich. Sie scheinen wie in starren Mustern gefangen zu sein.
- Sie erscheinen wie unter einem Zwang.
- Sie fühlen sich unfrei und ständig bedroht.

2. Kapitel
DIE DEPRESSION ALS RESULTAT EINER DEPRESSIVEN ÜBERFORDERUNGS- UND LEBENSSTRATEGIE

Mit der Zeit zentrierten sich meine Überlegungen auf ein *Grundmuster* depressiven Erlebens und eine bestimmte Dynamik des Depressivseins. Ich erkannte also spezifische Muster, die sich bei all meinen mir bekannten depressiven Menschen und parallel dazu in jeder Phase ihres Lebens feststellen ließen. Die wesentlichsten Feststellungen, die ich machte, und damit komme ich wieder auf meine Eingangsdefinitionen zurück, waren folgende:

> Die Depression hat mit Überforderung zu tun. Diese Überforderung führt zu immer neuen Überforderungen und schlussendlich ist das Umfeld ebenfalls überfordert.

Der Kreis wird also geschlossen, in dem das überforderte Umfeld des Depressiven den Depressiven wiederum überfordert, oder, mit anderen Worten, die Überforderung des Depressiven überfordert sein Umfeld, dieses reagiert und überfordert von neuem den depressiven Menschen und hält damit seine Überforderung in Gang.

Dem Begriff des *depressiven Kreises* werden wir im Laufe der Ausführungen noch häufig begegnen. Mit dieser Formulierung möchte ich den Zusammenhang zwischen der depressiven Überforderung des Einzelnen und seinem sozialen Umfeld betonen. In ihm kommen das Zusammenspiel, die gegenseitige Abhängigkeit und Interaktion zwischen depressiver Überforderung des Individuums und seiner Umwelt zum Ausdruck.

Der Begriff des depressiven Kreises soll deutlich machen, wie der depressive Umgang mit Überforderung kein isoliertes und individuelles Phänomen bleibt, sondern sich auswirkt auf das Umfeld und dieses ebenso in den Zustand der Überforderung versetzt und gleichzeitig hilflos und ohnmächtig macht. Ein so überfordertes Umfeld – seien es nun der Lebenspartner, Eltern, Nachbarn oder Kollegen – wirkt bewusst oder unbewusst, gewollt oder ungewollt auf den depressiven Menschen zurück. Das setzt ihn noch mehr unter Druck und macht auch sein Bemühen um das Lösen der Überforderung noch hektischer und erfolgloser.

Wir sehen, dass die soziale Dimension der depressiven Überforderung ganz wesentlich zum Bild der Depression gehört. Ich möchte zur Erinnerung und zur Verdeutlichung des hier Gesagten einige der aufgezählten Beobachtungen noch einmal kurz nennen:

- *Die depressiven Menschen bestätigen sich ständig ihr Unvermögen und dem Umfeld ihre Ohnmacht.*
- *Sie verunsichern das Umfeld.*
- *Sie appellieren ans Mitleid und weisen es doch zurück.*
- *Was immer die anderen machen, ist falsch.*
- *Die Depressiven setzen sich und das Umfeld unter Druck. Jeder Tag und jede Stunde Depression sind für alle zu viel und nicht auszuhalten.*
- *Depressive Menschen werden für alle ein Problem: Man kennt und versteht sie nicht.*
- *Man geht ihnen aus dem Weg, verhält sich vorsichtig, misstrauisch oder fordernd. Auf jeden Fall ist man anders zu ihnen, häufig auch ungeduldiger. Das nehmen die depressiven Menschen wahr, interpretieren es auf ihre Weise und reagieren von neuem.*

Die soziale Dimension der Depression ist also bedeutend, um die ganze Komplexität der depressiven Überforderung zu beschreiben. Der depressive Kreis der Überforderung als ein Motor, der die Depression in Schwung hält, ist sicher ein ganz wesentlicher Teil der depressiven Dynamik. Er kann aber noch nicht erklären, weshalb der Depressive überhaupt in die Überforderung hineingerät, in ihr gefangen bleibt und beim Versuch, sich zu helfen, sich stets erneut überfordert. Wir sehen, ich spreche jetzt von der depressiven Überforderung und nicht einfach mehr von Überforderung überhaupt. Denn die *depressive Überforderung* meint ganz wesentlich den oben genannten Teufelskreis der Überforderung: wie aus einer Überforderung immer neue Überforderungen entstehen und wie im ständigen Versuch, diese abzubauen, der Depressive sich in der Überforderung verstrickt.

Mit dem Begriff der depressiven Überforderung soll aber auch die Gefahr angesprochen werden, die in dieser Überforderung steckt, die Gefahr nämlich, dass ein solcher Umgang, eine solche Art des Lebens ihren Preis haben und früher oder später ihren Tribut fordern.

Niemand kann sich über längere Zeit unbeschadet so schaden. Irgendwann einmal bekommt jede und jeder die Quittung für ein solches Verhalten.

Unter depressiver Überforderung verstehe ich somit nicht den Zustand eines einmaligen, kurzzeitigen oder lang andauernden Überfordertwerdens durch äußere Ereignisse, mögen diese noch so gravierend sein. *Depressive Überforderung meint das spezifische Muster des Umganges mit Überforderung, meint eine spezielle Dynamik der Überforderung und damit eine spezielle Überforderung über eine längere Zeitspanne hinweg.* Die depressive Überforderung hält den betreffenden Menschen in der Überforderung gefangen und das wirkt sich auf sein soziales Umfeld aus. Es handelt sich um ein Muster, aus dem es

> scheinbar kein Entrinnen gibt. Eine solche Überforderung löst sich nicht auf oder vergeht einfach. Das Muster der Überforderung, nicht zuletzt, weil es sich um ein altes, scheinbar langjährig gelerntes und bewährtes handelt, bleibt wirksam. Es geht hier um eine bestimmte *Lebensstrategie*.

Diese Betrachtungsweise erklärt zum Beispiel, weshalb bei gleichen äußeren Überforderungen im Sinne von schwerwiegenden Lebensereignissen, wie etwa dem Tod eines Angehörigen oder Prüfungsversagen, jemand nach einer kürzeren oder längeren Trauerphase darüber hinwegkommt, während andere darin stecken bleiben, sich quälen und nicht loskommen. Bei genauerem Hinsehen erkennt man, dass der depressive Mensch sich offenbar immer und immer wieder neu mit dem schmerzlichen Ereignis beschäftigt, dass er sich buchstäblich um sich selbst dreht. Nicht das Ereignis überfordert ihn, sondern er sich selbst. Nicht der Verlust ist sein Problem, sondern er ist sich selbst zum Problem geworden.

Sein Bemühen gilt nur noch vordergründig der Verarbeitung des Ereignisses. In Wirklichkeit ist er schon lange im Muster der Überforderung gefangen. Für den Außenstehenden hörbar wird das in Äußerungen wie »*Warum geht es mir so schlecht, warum komme ich nicht los, warum geht es mir nicht besser, warum schaffe ich es nicht, loszukommen? Andere Menschen wären schon weiter als ich!*«.

Depressive beklagen ihren eigenen Schmerz und die eigene Unzulänglichkeit. Sie bejammern ihre Unfähigkeit, den Schmerz und die Trauer in normaler Zeit zu überwinden. Sie sorgen sich um sich, dass sie so trauern und wie schlecht es ihnen dabei geht. Sie machen sich Vorwürfe und machen sich klein. Ihre Unfähigkeit im Zusammenhang mit dem spezifischen Ereignis nehmen sie zum Anlass, um über ihre *eigene* Unfähigkeit, ihre Unzulänglichkeit zu jammern und sich als minderwertig zu erleben und sich auch so darzustellen.

Die Verlagerung der Trauer über das Ereignis auf die eigene Person wird häufig vom Umfeld nicht erkannt, was dazu führt, dass sich Begleit- oder Bezugspersonen dabei ohnmächtig und hilflos fühlen. Man möchte helfen und kann nicht bzw. verändert nichts. Man hat Mitleid mit der Depressiven und allmählich schleichen sich Ungeduld, Ärger, Unverständnis ein, was sie sehr schnell wahrnimmt und was sie in ihrem Schmerz verstärkt. Äußerungen wie »*Ich weiß, mir kann man nicht helfen*« schaffen auf der einen Seite immer mehr Ungeduld und Unverständnis und führen andererseits beim Depressiven zu der Meinung, nicht verstanden zu werden. Wir sehen, *er* oder *sie* ist sich Problem und wird zum Problem für das Umfeld. Der *depressive Kreis* ist geschlossen.

Die Betrachtung der Depression aus der Perspektive der depressiven Überforderung kann auch erklären, weshalb gewisse Menschen bereits bei geringen Anlässen depressiv reagieren, wo andere das leicht wegstecken können und auch nicht im Sinne einer gewöhnlichen Überforderung reagieren. Es ist das Muster der Verarbeitung, was entscheidet, ob jemand depressiv reagiert oder nicht, und nicht die spezielle Art der Überforderung, auch nicht die Wiederholung der Überforderung und auch nicht die subjektive Bewertung eines Ereignisses, ob es als geringfügig oder belastend eingeschätzt wird.

Nicht das Ereignis ist ausschlaggebend, sondern die Art der Verarbeitung und ob eine Verlagerung vom Ereignis auf die eigene Person stattfindet.

Depressive werden *sich* zum Problem und genau darin besteht die depressive Überforderung. Es geht, wie gesagt, um eine Verlagerung auf die eigene Unfähigkeit.

> Gerade, weil es häufig nicht äußere Ereignisse sind, die dem Depressiven Mühe bereiten, und er auch keine schwerwiegenden oder traumatischen Ereignisse finden kann in seinem Le-

ben, wird die Depression für ihn selbst so bedrohlich. Die Erfahrung der ständigen Überforderung bei einem an sich nicht überfordernden Leben macht die Depression zu einer Erfahrung der Ohnmacht, des Versagens und des Ausgeliefertseins.

Deshalb wird die Depression von den Betreffenden häufig auch verheimlicht, weil es einem Eingeständnis des eigenen Versagens gleichkommt und weil die Depression für sie selbst gar nicht wirklich fassbar ist. Sie verstehen eigentlich gar nicht, weshalb es ihnen so schlecht geht. Den depressiven Menschen ist die Depression nicht erklärbar, sie können ihren Zustand nicht wirklich in Worte fassen, nicht zuletzt deshalb, weil sie gar nicht wissen, wo sie die Erklärung suchen sollten. Das macht die Depression so unheimlich und so ausweglos. Deshalb auch ist die Depression für den Depressiven zusätzlich so überfordernd. Sie kommen bei der Suche nach Lösungen und Auswegen nicht weiter und überfordern sich immer neu im ständigen Suchen nach Lösungen. Auch dies trägt zu dem Zirkel der Überforderung maßgeblich bei.

Unter dem *depressiven Zirkel* verstehen wir also, dass der depressive Mensch laufend in einer Überforderung bleibt und sich ständig neu überfordert oder, anders gesagt, sich laufend mit neuen Überforderungen infiziert.

Zusammenfassend:

Die Depression ist Resultat einer depressiven Überforderungs- und Lebensstrategie. Dieses Muster ist langjährig etabliert und entsteht sehr wahrscheinlich in der Kindheit und entwickelt sich dort. Die Muster der depressiven Überforderungen sind starr und übermächtig. Der depressive Mensch kennt nur diese Muster, er ist unfähig und unfrei, sich anders als ihnen entsprechend zu verhalten. Und nur seine depressive Form der Lebensbewältigung gibt ihm ein gewisses Maß an Sicherheit.

Die depressive Lebensstrategie 37

Aus diesen wenigen Ausführungen können wir sehen, wie vielfältig die Linien sind, die sich bei einer solchen Betrachtung im Phänomen Depression schneiden. Und wie mannigfaltige Konsequenzen aus einer solchen Betrachtungsweise für eine Theorie der Depression abgeleitet werden können, wird ebenfalls deutlich.

3. Kapitel
Fallbeispiele

Auf meine Ausführungen über grundlegende Verhaltensmuster bei der Depression werden wir in diesem Buch immer wieder stoßen. Um das bisher Gesagte fassbarer zu machen und konkreter werden zu lassen, werde ich jetzt zwei Fallbeispiele anführen.

Ein sympathischer, junger Mann, von Kollegen und Vorgesetzten als bescheiden, umgänglich und hilfsbereit geschätzt, von Beruf Handwerker, der pflichtbewusst und verlässlich seine Arbeiten ausführt, von den Vorgesetzten geschätzt, erlebte sich trotz all dieser Bestätigungen als gehemmt, unsicher und minderwertig. Je mehr man ihn lobte und seine Leistungen hervorhob, desto größer wurde für ihn der Graben zwischen dem Bild, das man offensichtlich von ihm hatte, und seiner Selbsteinschätzung. So resultierte aus jedem Lob keine Stärkung seines Selbstvertrauens, sondern es bestätigte ihm, wie sehr man ihn verkenne und wie wenig es ihm gelinge, sich als der zu zeigen, der er tatsächlich sei. Natürlich suchte auch er Bestätigung, aber er konnte sie, wenn er sie erhielt, nicht annehmen, glaubte ihr nicht, sondern sah sie als Bestätigung für die Falschheit der Bilder, die man sich von ihm mache.
Sein Bemühen, der zu sein und sich so zu geben, wie er sei, nämlich offen, ungehemmt, frei und spontan, misslang ihm nach eigener Einschätzung laufend. Ungeduldig und sich ständig beobachtend bekam er auf diese Weise dauernd den Beweis für sein Versagen. Dass das Bild, das er sich von sich machte und fortwährend bestätigte, vielleicht falsch oder wenigstens verzerrt

sein könnte, auf einen solchen Gedanken kam er nicht, und wenn ich ihm aufzuzeigen versuchte, dass er vielleicht selbst ein einseitiges Bild von sich haben könnte, wies er das weit von sich. Recht hatte er und niemand anders.

Er verstrickte sich zunehmend in Selbstvorwürfe und Selbstanklagen. Seinen Umgang mit den Kollegen in der Freizeit oder an der Arbeit bezeichnete er als Lug und Trug, was ihn nur noch mehr zur Verzweiflung brachte. »Ich bin ein Schauspieler, ein Heuchler, ich mache den anderen etwas vor. Wenn die wüssten, wie ich wirklich bin, würden sie sich von mir abwenden!«

Er wollte anders sein, als er war, nein, er hatte die Überzeugung, dass er anders werden musste, und sein ständiges Bemühen ließ ihn mehr und mehr vereinsamen, obwohl er für seine Kollegen der immer gleich aufgelegte und zuverlässige Kumpel war. Jedes Zusammensein mit anderen, das nach außen hin so spontan und gut funktionierte, war für ihn Beweis seines Versagens, weil er da und dort nicht das sagte oder nicht so viel sagte, wie er sich vorher vorgenommen hatte.

So geriet er – für sich – von einem Versagen ins andere, unternahm bei jeder sich bietenden Gelegenheit einen neuen Versuch, sich offener und spontaner zu geben, und erfuhr doch immer wieder neu, dass er es nicht schaffte. Es tobte ein ständiger Kampf in ihm, der aber nach außen nicht sichtbar wurde. Immer fand er an seinem Verhalten etwas, was so nicht hätte sein dürfen, das anders hätte sein müssen. Nie gab es für ihn eine Situation, in der er wirklich und uneingeschränkt mit sich zufrieden war.

Seine Vorstellung, wie er eigentlich zu sein hätte, erreichte er nie und doch strebte er sie jederzeit an. Es war ein ständiges Sich-überwinden und Einstecken von Misserfolgen, ein Wieder-sich-Aufrappeln, um trotz aller Vorsätze und Bemühungen immer wieder zu erfahren, dass er es nicht schaffte. Das Leben war für ihn Mühsal, überall und jederzeit fühlte er sich unter Druck, fühlte er sich überfordert. Es war ein stetes Bemühen, zufrieden und entspannt leben zu können wie die anderen. »*Wie die anderen*« war eine Aussage, die er immer wieder benutzte. Einmal nicht mehr zu müssen, sondern einfach zu sein, wie er war. Je mehr er sich bemühte, umso härter wurde das Leben für ihn. So konnte er sich immer weniger aus den Verstrickungen der eigenen Ansprüche und Erwartungen lösen. Sein beharrliches Bemühen um Befreiung wurde für ihn immer belastender. Es gab kein Ausruhen mehr, keinen Erfolg, und das Bemühen, nach außen zu funktionieren, kostete immer mehr Kraft. Er fühlte sich kraftlos, ausgebrannt und schlecht. Die Kollegen spürten von all den Kämpfen, Niederlagen und Enttäuschungen nichts. Für sie war er nach wie vor der gleiche Kollege, der alles mitmachte, mit dem man gern zusammen war und den man schätzte.

Eines Tages stand er nicht mehr auf, er hatte eine Überdosis Medikamente genommen. Niemand verstand, wie so etwas möglich war: »Aber doch nicht der Max!!« Max aber hatte endlich seine Ruhe und seinen Frieden gefunden.

Ein weiteres Beispiel:

Eine junge Frau, verheiratet und ein Kind, fühlt sich krank und müde. Von einer Depression spricht sie nicht. Denn es geht ihr ja gut. Sie hat einen lieben Mann, ein herziges Kind und zusammen wohnen sie in einem eigenen Haus. Liebe und Zuwendung bekommt sie von ihrem Mann, ebenso materielle Sicherheit. Sie hat alles, was sie sich je wünschte, und doch ist sie nicht glücklich, geht es ihr nicht gut. Sie macht sich ihr Unglücklichsein zum Vorwurf, tut alles, um das Glück, das sie doch empfinden müsste, sich einzureden und sich davon zu überzeugen.
Die Umwelt, ihre Eltern und Freundinnen, ihr Mann reden ihr zu, versuchen sie zu überzeugen, dass sie es doch gut habe, dass ihr an nichts mangele und sie keinen Grund habe, unglücklich

zu sein, dass sie auch nicht wirklich unglücklich sei. Manchmal schafft sie es auch, dann geht es ihr gut, aber plötzlich ist das andere wieder da: die Leere, die Schwere und Hoffnungslosigkeit. Dann weint sie, versteht nicht, weshalb sie weint, ist enttäuscht, dass es ihr nicht gelingt, trotz eigenen und fremden Zuredens ausgeglichen zu sein. Sie macht sich Vorwürfe, ungerecht und undankbar zu sein.

Es wäre doch alles so einfach, die anderen bestätigen es ja auch. Sie wären in ihrer Lage zufrieden und ließen sich nicht so gehen. Solche Gedanken nehmen immer mehr überhand. Sie fühlt sich schuldig, undankbar und gestört. Ihr Denken kreist immer mehr um die Frage: »Weshalb bin ich eigentlich so daneben, warum schaffe ich es nicht, glücklich zu sein?« Immer wieder nimmt sie einen neuen Anlauf, redet sich ein, glücklich zu sein, merkt aber, dass es ihr nicht gelingt, nach außen hin manchmal schon, im Bett aber weint sie. Sie fühlt sich zunehmend schwach und energielos. Überall sieht sie jetzt ihre Unfähigkeit, betrachtet sich immer mehr als undankbar und willenlos.

All die verschiedenen Arbeiten im Haus belasten sie, überall sieht sie etwas, was sie noch nicht erledigt hat und schon längst hätte machen müssen. Alles setzt sie unter Druck, macht ihr Angst. Kraftlos wacht sie am Morgen auf, freudlos und ohne Initiative lebt sie den Tag und ist froh, wenn am Abend der Mann das Kind übernehmen kann. Als Mutter fühlt sie sich überfordert und fehl am Platz. Die Freude am Kind, die doch da sein müsste, spürt sie nicht. Sie spürt nur Versagen, Überforderung und Angst. Sie mag sich eigentlich gar nicht mehr zusammennehmen, sie mag sich eigentlich gar nicht mehr bemühen. Sie lebt nur noch dahin und kommt mit sich und ihrem Leben nicht mehr zurecht.

Ihr soziales Umfeld steht da und wundert sich. Verstehen kann sie niemand, sie hätte doch alles. »Wahrscheinlich ist sie zu verwöhnt, zu wenig gewohnt zu arbeiten, denn so verhält man sich nicht, wenn man ein Kind und einen Mann hat«, wird immer häufiger offen oder versteckt gemunkelt. Dass es sich bei ihrem Zustand um eine Depression handeln könnte, auf diesen Gedanken kommt niemand: »Vielleicht müsste sie einmal zur Erholung, weg von zu Hause, um sich auszuruhen und auf andere Gedanken zu kommen. Diese Frau ist wirklich undankbar« – das war die Meinung, die diese Frau immer mehr zu hören bekommt. Verstehen tut sie niemand mehr. Jetzt ist sie wirklich allein. Sich und den anderen fremd, bewegt sie sich einsam in einer bedrohlichen Welt. Sie hat niemanden mehr, nicht einmal sich selbst, der sie versteht.

4. Kapitel
DIE POPULÄRE BETRACHTUNGSWEISE DER DEPRESSION UND WARUM SIE FALSCH IST

Die Depression ist ein ganzheitlicher, alle Bereiche des Menschen prägender Zustand. Er betrifft den Menschen in all seinen Lebensweisen und zu jeder Zeit. Es gibt keine Bereiche, die von den depressiven Strukturen ausgenommen oder nicht betroffen sind, und es gibt für diesen Menschen keine Ruheinseln, keinen Zeitpunkt, in denen er nicht depressiv ist. So habe ich den depressiven Menschen erfahren und zu beschreiben versucht.

Die Depression ist kein Naturereignis, nicht ein Schicksalsschlag, der den Menschen wahllos und wie aus heiterem Himmel trifft. Wohl wird sie oftmals von Betroffenen oder deren Umfeld in diesem Sinne erlebt. Häufig oder gar mehrheitlich entsteht eine solche Interpretation oder Krankheitserklärung aus einem Nicht-verstehen-Können, aus einem hilflosen Versuch heraus, das nicht Nachvollziehbare zu fassen und zu verstehen. Solche Erklärungen sind Versuche, Sicherheit zu erlangen und das Bedrohliche und Angst Machende zu entschärfen und wieder festen Boden unter den Füßen zu bekommen. Sie dienen dazu, etwas vom Unheimlichen, das mit der Depression verbunden ist, zu mildern. Sie sollen die Depression sowohl vom Angstbesetzten befreien – im Sinne eines Selbstschutzes – wie auch den Depressiven von einer möglichen Schuld oder Urheberschaft entlasten.

So sind es denn einerseits Unwissen, Angst und Ohnmacht, die aus Unsicherheit heraus entstehen, und zum anderen ein magisches und schicksalsgläubiges Denken, das dazu beiträgt, dass die Depression auch heute noch zumeist als etwas Fremdes, dem Menschen nicht Eigenes betrachtet wird. Noch immer ist weit verbreitet, dass die Depression »geschieht«, dass der Mensch sie erleidet, dass er Opfer der Depression ist. Dies wird nicht zuletzt ersichtlich aus Formulierungen, die man umgangssprachlich verwendet: »Jemand ist depressiv geworden, jemand wird zunehmend depressiv.« In diesen Formulierungen kommt auch etwas vom Unheimlichen, etwas von der Macht zum Vorschein, denen der Mensch unterworfen oder ausgeliefert zu sein scheint. Dies ist allerdings nur die eine Seite der Medaille.

In den Ratschlägen, die den Depressiven gegeben werden, kommt noch eine andere Seite zum Vorschein, die gerade dieses Schicksalhafte wieder aufhebt und den Depressiven selbst zum Schuldigen macht: »Du musst dich nur zusammennehmen, du musst nur wollen!« Diese Formulierungen zeugen von einer völligen Unkenntnis der Depression. Ich gehe einmal davon aus, dass es sich nicht um eine Bösartigkeit handelt. Aber die hinter diesen Formulierungen stehende Ansicht bringt durch eine Hintertür insbesondere den Aspekt der Schuld ins Spiel: »*Wenn du dich zusammennehmen würdest, wenn du dich anstrengen würdest, dann wärst du nicht depressiv, dann ginge es dir besser.*«

Versteckt kommt in diesen Äußerungen die Haltung zum Vorschein, dass die Depression etwas mit Willens-, wenn nicht gar mit Charakterschwäche zu tun hat, mit einem negativen Wesen allemal. Hier wird ein Persönlichkeitsbild des Depressiven sichtbar, das anscheinend nicht auszurotten ist und das man etwa so zusammenfassen könnte: Der oder die Depressive ist ein Mensch, der sich nicht zusammennehmen kann, der mit sich nicht genügend hart ist, der sich gehen lässt, der immer nur jammert, aber nichts dagegen tut, der sich beklagt, statt sein Leben in die Hände zu nehmen, der von den anderen immer alles erwartet und selbst nichts macht, der nur schwierig und kompliziert ist, nur negativ.

Dass das Auffordern zum »Sichzusammennehmen« den Depressiven erst recht in die Depression stößt und ihn dort gefangen hält, ist eine alltägliche Beobachtung. Emotional und besonders in Phasen der Ohnmacht und der Überforderung fließt dieses Wissen aber gar nicht oder nur ganz selten in den Umgang mit Depressiven ein. Demgegenüber verstärkt das Festhalten an einer diffus negativen Einstellung das Bild der Depression als etwas Unfassbaren, zu dem man in einer ambivalenten Haltung auf Distanz bleibt. Man will helfen, hat Mitleid und bleibt doch auf sicherer Distanz zum Depressiven. Hilfe wird angeboten und auf halbem Weg wieder zurückgenommen. Verbal zeigt man Verständnis, im Verhalten drückt man aber etwas anderes aus.

Dass unter Umständen auch die Angst mitspielen mag, »angesteckt« oder selbst in die Depression hineingezogen zu werden, sei hier nur angedeutet. Aus Unkenntnis der Depression, bzw. aus einem Halbwissen heraus fürchtet der Einzelne, dass auch er auf dem Hintergrund eigener Erfahrungen von Trauer und Niedergeschlagenheit depressive Züge aufweist. Auf jeden Fall spürt der Depressive die mehr oder weniger unterschwelligen Ängste und leisen Vorwürfe, nicht zuletzt auch deshalb, weil er immer schon davon ausgeht, dass man ihm so begegnet, und er sich schon vorsorglich zurücknimmt und auf Distanz geht.

Und damit trägt sie oder er ungewollt selbst zur eigenen Isolierung bei. Es sind nicht einfach nur die Ängste der anderen, die die Depression im Zwielicht halten, sondern es sind ebenso die Depressiven selbst, die am falschen Bild der Depression weiter basteln.

Wenn man genauer hinsieht, wie dem depressiven Menschen begegnet wird, wenn man sieht, mit welch widersprüchlichen und diffusen Haltungen ihm entgegentreten wird, erstaunt es nicht, wie wenig man letztendlich über die Depression weiß, dass man im Umgang mit Depressiven nichts lernt und das eigene Verhalten auch nicht verändert. So ist denn die Depression der Zustand vieler Menschen, von dem alle sprechen oder lesen und den man trotzdem nicht kennt.

Es sind die tief liegenden Ängste vor dem Ausgeliefertsein und der Ohnmacht, die mit dem Bild der Depression assoziiert sind, die Ängste, nicht mehr zu können, nicht mehr zu mögen, das Ruder des Handelns aus der Hand geben zu müssen, abhängig zu werden und das, was einem im Leben wichtig ist, nicht mehr fortführen zu können. Ebenso die Angst vor sozialer Ächtung, denn man will schließlich nicht als schwach und krank angesehen werden. Man fürchtet sich davor, als nicht mehr leistungsfähig und nicht mehr brauchbar betrachtet zu werden. Das ist doppelt schlimm in einer Zeit, in der einerseits soziale Achtung und Prestige so wichtig sind und in der andererseits nur derjenige etwas gilt, der leistungsfähig, vital und initiativ ist.

Werte wie Jugend, Initiative, Kreativität, Kraft und Leistungsvermögen werden heute über alles gestellt. Da hat es der depressive Mensch tatsächlich schwer, denn auch er und vor allem er kann sich diesen Ansprüchen überhaupt nicht entziehen.

Daher sind Bilder, wie sie die Depression zeigt, sind Vorstellungen und Phantasien, selbst als schwach und erfolglos angesehen zu werden, schrecklich, abstoßend und um jeden Preis zu vermeiden. Nur schon der Kontakt oder die Nähe zu einem Depressiven könnte einen in ein schlechtes Licht rücken.

Glück und Erfolg stehen zuoberst auf der Werteskala der heutigen Menschen und alles, was diese Werte und Zustände bedrohen könnte, wird gemieden. Viele dieser Ängste sind also durchaus verständlich und nachvollziehbar. Denn wer hat nicht Angst bei der Vorstellung, das Leben nicht mehr richtig leben, sondern nur noch erleiden zu können, von den Bekannten allein gelassen und gemieden zu werden oder gar in einer psychiatrischen Klinik zu landen? Wer hört nicht, wie man über Depressive redet, sie belächelt und schneidet? Wer möchte schon, dass man ihn ebenso behandelt, ebenso ansieht und mit ihm umgeht? Mit der Depression sieht man alles in Frage gestellt, die Gesundheit der Kinder, die Harmonie der Familie, die materielle Sicherheit, das Einfamilienhaus, die Karriere, das gesellschaftliche Prestige, das Eingebettetsein im Freundeskreis und alles, was einem lieb und heilig ist. Angesehen will man schon sein, aber nicht als jemand, der mit dem Stigma des Krankseins und des Versagens behaftet ist. Man könnte ja alles verlieren, den Arbeitsplatz, die Freunde und Bekannten. Das Gespenst der Isolierung und der Einsamkeit verbindet sich mit dem Bild der Depression. Und daher hüte und schütze sich, wer kann.

> Die Depression ist kein Zustand, der Gewinn und Zuwendung bringt. Das Gegenteil ist der Fall: Die Depression isoliert den depressiven Menschen und wertet ihn ab.

So ist es denn auch nicht verwunderlich, dass man sich nur ungern mit dem Phänomen der Depression beschäftigt und dass jede Auseinandersetzung von vornherein nur halbherzig erfolgt.

In der Begegnung mit depressiven Menschen verliert man die Überlegenheit und Sicherheit, die man im unverbindlichen Gespräch und aus sicherer Distanz so souverän demonstriert. Das führt dazu, dass man sich dem depressiven Menschen nur vorsichtig nähert, dass man ihn nicht sucht, dass man nicht gern mit ihm zusammen ist und im Gegenteil seine Präsenz meidet. Dem depressiven Menschen geht man am liebsten aus dem Weg. Und die Depression als Zustand hat auch nichts Faszinierendes an sich, dass es sich lohnen würde, sich eingehender damit zu befassen.

So kann denn alles Wissen, das über Depression gesammelt und gefunden wurde, nur schwer Eingang finden in das Bewusstsein der Menschen und noch weniger Haltungen und Einstellungen verändern. Es ist daher auch nicht verwunderlich, dass in der Volksmeinung vereinfachende Depressionsbilder herumgeistern und vereinfachende Erklärungsmuster herangezogen werden. Einfache und vereinfachende Vorstellungen der depressiven Zustände geben Sicherheit, vermitteln ein Scheinwissen und entbinden von der Notwendigkeit, sich eingehender und ernsthafter mit der Depression auseinander zu setzen. Man weiß, wovon man spricht, und man bewegt sich damit auf sicherem Boden. Und dieses Wissen hilft auch mit, dass man nicht von eigenen Ängsten sprechen muss, die in Zusammenhang mit depressiven Stimmungen stehen. Man kann sie elegant beiseite schieben und damit auch das, was notwendig wäre, sich genauer anzuschauen; das eigene Betroffensein, die eigene Verunsicherung und die eigenen Befürchtungen müssen dann nicht zum Thema werden. Und so bleibt der depressive Mensch allein, bleibt ausgegrenzt, stigmatisiert und sich selbst überlassen. Er bleibt das, was er schon immer war: einsam und seinem Schicksal, seinem Leiden allein überlassen.

Es gibt keine Annäherung, kein besseres und tieferes Verstehen des depressiven Menschen, es gibt keine Auseinandersetzung mit seiner Art zu leben und zu fühlen – man ist froh und dankbar, dass man nicht so ist wie er, dass man gesund ist und sich wieder anderem zuwenden kann. Der depressive Mensch tut einem nicht gut, er berührt einen in Schichten und an Stellen, mit denen man sich nicht beschäftigen will, wo man in Ruhe gelassen werden möchte, wo man an Ängste herankommt, die man nicht sehen will, die aufwühlen und die das sichere Fundament, auf dem man sich bewegt, ins Wanken bringen.

Aufgrund solcher Betrachtungsweise der Depression als Überforderung lassen sich folgende Annahmen als Phantasiegespinste bezeichnen und klar und eindeutig widerlegen, nämlich dass es den Depressiven an Willen, Einsatz und Durchhaltevermögen mangelt, sie zu wenig hart mit sich sind und allzu schnell etwas aufgeben, sich gehen lassen und sich nicht zusammennehmen können, selber schuld sind an ihrem Zustand, sich zu sehr selbst bemitleiden, nur jammern und nichts leisten, nicht belastbar sind, nur sich sehen und keine Augen für ihre Mitmenschen haben. Derartige Meinungen über depressive Menschen sind falsch und geben ein völlig verzerrtes Bild dessen wieder, was eine Depression ist.

Es sind Eindrücke, die Depressive vermitteln, die man haben

kann, wenn man der Depression mit Vorurteilen begegnet oder sie nur kurz betrachtet. Depressive zeigen sich häufig von einer Seite, die tatsächlich zu falschen Schlüssen führen kann, und verdecken durch ihre vordergründige Symptomatik und durch ihr Verhalten die wirkliche Intensität ihres Leidens und die Tiefe ihrer Gefühle.

Die depressiven Menschen stricken, ohne dass sie es beabsichtigen, an den falschen Bildern mit. Das ist ihre Tragik, dass sie verstanden werden wollen, geachtet in ihrem Sosein und dass sie mit ihrer Art häufig gerade das Gegenteil davon erreichen und auch die Bestätigung immer wieder bekommen von dem, was sie immer schon wussten: dass man sie verkennt und meidet. Depressive zeigen sich so, dass man sie tatsächlich verkennen und missverstehen kann.

Die depressiven Menschen verschleiern ihre Depression selbst. Sie kennen die Vorurteile und wissen um die Bilder, die *man* sich von der Depression macht. Darum hüten sie sich, etwas von dem, was in ihnen vorgeht, nach außen dringen zu lassen.

Depressive Menschen verstecken sich auch häufig hinter einer Maske der Leichtigkeit, des Kumpelhaften oder Distanzierten, so dass man gar nicht darauf kommen kann, dass es ihnen schlecht geht. Mit einer vordergründigen Nettigkeit und Jovialität verbauen sie anderen den Weg zu ihnen, verunmöglichen sie den anderen, ihnen wirklich nahe zu kommen und sie besser zu verstehen. Sie halten sich die anderen vom Leib auch durch das Nicht-sprechen-Wollen, durch eine Mauer, die sie um sich herum aufbauen: »*Kommt mir ja nicht zu nahe, aber bitte kommt mir nahe*«, eine Äußerung, die niemand versteht und die dazu beiträgt, dass man alles nur falsch machen kann. Sie tun alles, dass man sich von ihnen abwendet und im eigenen vorgefassten Bild verhaftet bleibt.

Und so bleibt den anderen Menschen verborgen, wie feinfühlig und sensibel sie sind, ebenso wie stark und belastbar, wie ausdauernd und zielstrebig. Ihr Reichtum im Erleben, ihre Feinfühligkeit im Verstehen und ihre Fähigkeit im Einfühlen in andere Menschen zeigen sich nur dem, der sich darum bemüht. Vielfach als selbstverständlich genommen wird ebenso ihr Einsatz für eine Sache oder für Personen, ihr Engagement für ideelle Werte und ihre Fürsorglichkeit für den Mitmenschen. Sie sind die Menschen, die man wegen ihrer stillen und selbstverständlichen Art, mit der sie etwas tun, unterschätzt und übersieht. Die Lorbeeren holen sich die anderen. Es wird aber auch nicht sichtbar, wie sehr sie leiden, wie sie ständig kämpfen, wie alles, was bei ihnen so leicht aussieht und so selbstverständlich daherkommt, Resultat riesiger Anstrengung und Überwindung ist, aber auch voller Widersprüchlichkeit vor sich selbst.

- *Sie setzen sich unter Druck mit ihren eigenen Erwartungen, mit ihren eigenen Ansprüchen und scheitern damit.*
- *Ihrer Erwartung an sich, jederzeit und überall das Maximum zu erreichen, stehen ihre eigenen Erfahrungen im Weg. Sie verkrampfen sich, blockieren sich selbst und erreichen so nie das, was sie wollen und zu was sie imstande wären.*
- *Ihr ständiges Bemühen gilt oberflächlich der Optimierung ihrer Leistungen. In Wirklichkeit trauen sie sich die Leistungen gar nicht zu und versuchen deshalb alles, damit sie überhaupt ans Ziel gelangen. Sie glauben gar nicht daran, dass sie gut sind, dass sie fähig sind, ohne übertriebenen Einsatz etwas zu vollbringen.*
- *Deshalb können sie etwas auch nie locker angehen oder nur mit halbem Einsatz. Sie misstrauen sich und haben so keine reale oder vernünftige Einschätzung der eigenen Fähigkeiten, so dass sie immer aufs Ganze gehen müssen, immer mit größtmöglichem Einsatz, um sicherzugehen, dass es reicht.*
- *Deshalb auch immer diese Verbissenheit und dieser tierische Ernst bei allem und jedem, was sie machen. Es geht für sie eben tatsächlich um viel, nämlich jedes Mal um die Frage: »Schaffe ich es oder schaffe ich es nicht, gelingt es mir oder gelingt es mir nicht?« Es geht immer um Sein oder Nichtsein.*

- *Deshalb auch sind sie nie zufrieden nach dem Vollbringen eines Resultates. Sie sind nur froh und erleichtert, dass sie es geschafft haben. Für den Moment. Das nächste Mal fängt der gleiche Kampf wieder von vorne an, wie wenn es diese Erfahrung oder Bestätigung nicht gegeben hätte. Sie können nie aufbauen auf gemachten Erfahrungen.*
- *Sie können deshalb auch keine Sicherheit, Gelassenheit und Routine entwickeln. Das macht ihr Leben so mühsam und beschwerlich.*
- *Ständig sind sie bestrebt, das Beste zu geben, motivieren sie sich immer neu, treiben sie sich an und können gerade dadurch nur einen Teil dessen umsetzen, was an Möglichkeiten in ihnen liegt.*
- *Ihr absolutes Wollen verhindert ein Umsetzen dessen, was möglich wäre, und so resultiert denn eine Diskrepanz zwischen Erwartungen und tatsächlicher Leistung. Sie bringen sich selbst um den Erfolg ihrer Bemühungen, und dieser Misserfolg treibt sie wiederum zu neuem Bemühen, was wiederum im Misserfolg endet. Wobei Misserfolg nur in ihren Augen ein Misserfolg ist, für die anderen wäre es längst genügend und gut, nicht so aber für den depressiven Menschen.* DER TEUFELSKREIS IST PERFEKT.

Depressive tun mehr als die anderen und erreichen dennoch häufiger weniger, als für sie möglich wäre. Und so sind die Depressiven tatsächlich die Verkannten, die Unverstandenen und Zu-kurz-Gekommenen. Ihr Lebensgefühl und ihre gedrückte Grundstimmung sind Ausdruck davon, auch wenn beides häufig falsch verstanden wird. Niedergeschlagenheit und Bedrücktheit sind aus dem eben Beschriebenen sehr wohl nachvollziehbar. Wie könnte die Stimmung anders sein als niedergeschlagen und traurig, wenn man sieht, wie der Depressive sich abquält und abmüht und sich dabei so überfordert. Ihr vergebliches Bemühen, ihre Verhaltensmuster, die zu keinem Erfolg führen, müssen zwangsläufig solche Stimmungen wecken.

Teil 2
Krank machende Bedingungen in der Kindheit

5. Kapitel
DIE DEPRESSION ENTSTEHT IN DER FAMILIE

Wenn man die Umstände betrachtet, unter denen depressive Menschen groß geworden sind, lässt sich besser nachvollziehen, warum daraus eine Depression entstanden ist bzw. warum gerade dort, in ihrer Kindheit, eine Depression entstehen musste. Denn sehen wir uns die Kindheit der Menschen näher an, die im Erwachsenenalter depressiv werden, dann zeigen die Verhaltensweisen schon der Kinder Zeichen und Muster, wie wir sie in der späteren Depression wiederfinden, nur dass wir sie dort nicht immer sofort und unmittelbar verstehen können. Was nichts anderes heißt, als dass die depressiven Handlungs-, Empfindungs- und Denkmuster in der Kindheit zugrunde gelegt werden und auch in der späteren Depression wirksam sind. Es handelt sich dabei um Überforderungsmuster, und zwar um solche, die direkt auf eine depressive Struktur bei dem Betroffenen hinauslaufen, anders gesagt um Menschen, die in diesen Mustern gefangen sind und diese laufend verstärken. Sie können ihnen gar nicht entrinnen, weshalb auch das Verstehen dieser Überforderungsmuster ein effizienterer Einstieg ist als über das Verstehenwollen der erwachsenen Depression aus ihrer Symptomatik heraus.

Bei der Aufzählung möglicher depressionsverursachender Konstellationen geht es mir nicht um eine Wertung oder gar Disqualifikation der daran beteiligten Menschen, sondern um die Aufzählung möglicher Faktoren. Beginnen möchte ich mit einer kurzen Beschreibung und Aufzählung typischer frühkindlicher und familiärer Konstellationen, wie sie bei vielen später an Depression leidenden Menschen anzutreffen sind. Diese Konstellationen sind nicht derart, dass man sie auf den ersten Blick als gefährdend einschätzen würde, und es ist nicht so, dass diese Umstände allein für eine spätere Depression verantwortlich sind. Es gibt zu viele Menschen, die unter gleichen oder ähnlichen Umständen aufwachsen und später nicht depressiv werden. Aber es sind Umstände, die mithelfen und die sich mehr als andere anbieten, dass auf ihrem Boden depressives Verhalten wachsen kann. D.h., dass es familiäre Konstellationen gibt, die ein größeres Risiko in sich tragen als andere. Damit sind schon einige wesentliche Aussagen gemacht:

- Die Wurzeln erwachsener Depression führen uns bis in die frühe Kindheit zurück, und es gibt Umstände, in denen Kinder gefährdeter sind als in anderen, um später depressiv zu werden.
- In der Phase der Kindheit, respektive in der Art, wie diese spezielle Kindheit erlebt, gelebt und verarbeitet wird, liegen mögliche Ursachen einer erwachsenen Depression.

Das wohl hervorstechendste Merkmal der familiären Konstellation der Kinder ist ihre beständige Überforderung, eine Überforderung, der sie nicht ausweichen können, weil ihnen ein Verhalten nahe gelegt bzw. von ihnen implizit erwartet wird, das sie zwangsläufig überfordern muss. Die Kinder haben gar keine Wahl, sie müssen so und nicht anders reagieren. Das Perfide an dieser Überforderung ist, dass sie selten bis nie ganz offensichtlich wird. Ein wesentlicher Aspekt ist, dass es sich um Milieus handelt, die scheinbar gut funktionieren, die in keiner Weise auffallen und die man als so genannt »intakt« bezeichnen würde.

Die Kinder funktionieren, sind pflegeleicht und angepasst. Sie sind genügsam und machen kaum Probleme, man muss sich nicht um sie kümmern und sich nicht um sie sorgen. Sie sind also in keiner Weise auffällig und deshalb erscheinen sie auch nicht als gefährdet. In dieser Unauffälligkeit aber liegt eine der entscheidenden Wurzeln depressiver Entwicklung.

Die Überforderung ist nicht sichtbar. Sie ist weder für die Eltern noch für die Kinder ersichtlich, geschweige denn von außen wahrnehmbar.

> Die Depression nimmt ihren Anfang in aller Stille, ohne nennenswerte äußere Zeichen und entwickelt und festigt sich in genau gleicher Weise, still und heimlich, in aller Öffentlichkeit, ohne von der Öffentlichkeit wahrgenommen zu werden, genau wie auch das Leiden depressiver erwachsener Menschen ein stilles und meist auch verborgenes Leiden ist.

Familiäre Konstellationen

Im Folgenden möchte ich exemplarisch Konstellationen aufführen, denen ich im Laufe meiner therapeutischen Tätigkeit begegnet bin. Ich betrachte sie als bezeichnend und typisch, typisch auch, weil sie für die Kinder innerlich so viel Dynamik enthalten und nach außen hin so unspektakulär daherkommen. Die Liste erhebt keinen Anspruch auf Vollständigkeit, und die Reihenfolge ist willkürlich, impliziert also keine auf- oder absteigenden Prioritäten.

Wichtig ist mir, dass mit der Aufzählung eine Richtung aufgezeigt wird, die im Einzelfall die verschiedensten Variationen, Ausprägungen und individuellen Ausgestaltungen zulässt. Die je konkreten Einzelfälle sind immer wieder anders und haben eigene, familienspezifische Merkmale. Reine Formen sind selten, die Intensität und der Schweregrad der Situation sind verschieden und unterschiedlich.

Es geht mir darum, dass man aus den geschilderten Formen herauslesen, aber auch -spüren kann, wo die Risiken liegen. Es geht also um eine Sensibilisierung, um ein Hellhörigwerden für möglicherweise depressionsverursachende Bedingungen.

Um der Schilderung der verschiedenen familiären Formen einen Rahmen zu geben und einen durchgehenden roten Faden zu ziehen, möchte ich das Gemeinsame und Wesentliche all dieser Familienstrukturen voranstellen, auch um einsichtiger zu machen, weshalb gerade diese Konstellationen für die Kinder kritische Konstellationen darstellen.

Die »normale« Familie

Obwohl nicht auf den ersten Blick sichtbar, teilen alle Familien bestimmte Gemeinsamkeiten, erfüllen bestimmte Kriterien, damit sich beim Kind depressive Strukturen herausformen können:

- Es handelt sich um so genannt intakte, gut funktionierende Familien, die nach außen unauffällig erscheinen. Intakt schließt meiner Meinung nach nicht aus, dass sie auch nur aus einem Elternteil bestehen können.
- Die Eltern oder Elternteile sind mit ihrer Situation physisch und psychisch überfordert und nicht in der Lage, den Kindern das zu geben, was sie für eine gesunde Entwicklung brauchen. Diese Überforderung nehmen die Kinder auf, verinnerlichen sie und stellen sich auf ihre ganz spezielle Weise darauf ein.
- Die Eltern sind gedanklich und emotional stärker mit anderem besetzt als mit den Kindern.
- Die Kinder kommen bezüglich emotionaler Zuwendung zu kurz. Sie machen durch die vorgegebene Situation die Erfahrung, weniger wichtig zu sein.
- Es fehlt an Liebe und Geborgenheit. Was nicht heißen muss, dass die Eltern ihre Kinder nicht lieben und sie sich nicht um sie bemühen, aber es genügt nicht, obwohl es nach außen hin zu genügen scheint. Die Zuwendung ist für die Kinder zu wenig spür- und erfahrbar und/oder zu selten.
- Die Belastungen der Eltern wie auch der emotionale Notstand der Kinder dauern eine lange Zeit. Die emotionale Vernachlässigung der Kinder erstreckt sich über Jahre.

Es geht um Familien, in denen ein Elternteil für längere Zeit oder immer krank ist, physisch oder psychisch, d.h. als Bezugsperson häufig oder dauernd ausfällt,

- um Elternteile, die mit sich oder ihrer Lebenssituation physisch und psychisch überfordert sind. Dazu gehören zum Beispiel: irgendwelche Beeinträchtigungen des einen oder anderen Elternteiles, eheliche Spannungen und Zerwürfnisse, permanente finanzielle Belastungen.
- um Familien mit einem oder mehreren Kindern, die besondere Pflege und Zuwendung erfordern, größeren zeitlichen Einsatz und starke emotionale Belastung verursachen und um die man sich intensiv bemühen muss.
- um Eltern oder Elternteile, die den Tod eines Elternteils, von Kindern, Geschwistern oder Eltern zu beklagen haben und jahrelang über diesen Schicksalsschlag nicht hinwegkommen.
- um jahrelange tief greifende Unzufriedenheit oder über sehr lange Zeit anhaltende Schwierigkeiten mit der aktuellen Lebenssituation und das Unvermögen, die gegebene Situation auf eine befriedigende Weise zu leben: Unzufriedenheit und Schwierigkeiten in der Partnerschaft, Unzufriedenheit mit dem Leben, das man sich anders vorgestellt hat, das anders als gewünscht verlaufen ist.
- um Elternteile, die irgendetwas nachhängen, die irgendeiner Tätigkeit oder einer Idee mehr Zeit und Aufmerksamkeit geben als der Familie, für die etwas anderes wichtiger ist als die Familie und die Erziehung der Kinder.
- um Familien, in denen bestimmte Werte über alles gesetzt werden und die ernster genommen werden als die Bedürfnisse der Kinder.
- um lieblose, kalte, abwertende und beziehungslose Milieus.

Zusammengefasst geht es darum, dass andere Menschen oder andere Ziele oder Umstände, gewollt oder ungewollt, bewusst oder nicht bewusst, den Eltern mehr Energie abverlangen, ein größeres Engagement fordern und mehr Bedeutung bekommen, was sich dann direkt und indirekt auf die Kinder auswirkt: Die Kinder kommen bezüglich emotionaler Wärme und beziehungsmäßiger Unterstützung zu kurz.

Oder man könnte auch sagen, dass sich die Eltern gegen die Kinder entscheiden, auch wenn es für sie nie um einen Entscheid geht. Wenn sie sich bewusst entscheiden müssten, dann würden sie sich mit größter Sicherheit in aller Entschiedenheit und Überzeugung für die Kinder entscheiden. Wenn ich trotzdem von einem Entscheid spreche, dann meine ich, dass es sich aus der Sicht der Kinder tatsächlich um eine Entscheidung gegen sie handelt.

Wenn ich bei der Aufzählung von Elternteilen gesprochen habe, meine ich in erster Linie die Mutter. Wenn sie für die Kinder gefühlsmäßig ausfällt, hat das entscheidende Auswirkung auf das Leben der Kinder. Dies sage ich nicht, weil ich meine, dass es häufiger die Mütter sind, die ihre Kinder emotional vernachlässigen, sondern weil es vor allem sie sind, bei denen die Kinder emotionale Zuwendung und Unterstützung suchen. Sie sind es, die von Geburt an für die Kinder an erster Stelle stehen. Nichts ist so tragend und gerade deswegen so störanfällig wie die Mutter-Kind-Beziehung.

Auch wenn heute ein Großteil der Väter ihre Rolle als Bezugsperson sehr ernst nehmen, können sie den Teil der Mutter nicht übernehmen. Für die Kinder steht bezüglich der Befriedigung ihrer emotionalen Bedürfnisse die Mutter zuvorderst. Deshalb ist eine gefühlsmäßige Benachteiligung durch die Mutter, auch wenn sie von ihr weder gewollt noch wahrgenommen wird, durch nichts zu ersetzen. Es geht hier aber nicht nur um die Mutter. Würde der Mann mehr auf seine Lebenspartnerin eingehen, mehr auf ihre emotionalen Bedürfnisse achten, sie als Person, Frau und Mutter mehr wahrnehmen und ihre physischen und psychischen Empfindungen ernster nehmen, wäre sie weniger allein auf sich gestellt. Sie wäre auch als Mutter weniger überfordert, hätte mehr Boden und Vertrauen und könnte mit dem Leben anders umgehen. Die Kinder bekämen das zu spüren und hätten eine Mutter, die offener, gestärkter und präsenter für sie da sein könnte. Wäre der Mann mehr wirkliche Stütze und Partner für seine Frau, dann wäre er auch mehr Vater für seine Kinder!

Es gibt noch weitere Formen risikoreicher Konstellationen, die ich in diesem Zusammenhang erwähnen möchte. Sie zeigen im Übrigen deutlich, dass es nicht eine Frage des Erziehungsstils ist, wenn diese Kinder später depressiv werden, dass es auch nicht um »böse« oder »liebe« Mütter geht, denn sie alle wollen in den allermeisten Fällen nur das Beste für ihre Kinder und tun aus ihrer Sicht auch alles dafür. Die folgenden Ausführungen machen klar, wie subtil das Geschehen in der Familie ist, wie sehr die Mutter-Vater-Interaktion eine wesentliche Rolle spielt und wie vor allem ein Begriff nicht in diesen Zusammenhang gehört, der der Schuld.

Die Beispiele zeigen in aller Deutlichkeit, wie radikal und grundsätzlich die Kinder ihre Situation einschätzen und bewerten, wie fein sie auch die unterschwelligen Stimmungs- und Einstellungsnuancen wahrnehmen und für oder gegen sich interpretieren.

Mütter, die sich kümmern und »nur das Beste wollen«

So gibt es die Konstellation, in der sich die Mutter sehr um die Kinder kümmert, es aber in einer Art tut, die dieselben Auswirkungen hat wie bei den anderen vorher zitierten familiären Konstellationen. Es handelt sich um Mütter, die nur das Beste für die Kinder wollen, aber darunter vor allem Kleidung, Aussehen und Wohlverhalten verstehen. Es ist ein ständiges Kritisieren und Herummäkeln an den Kindern. »So müsstest du sein, du bist zu dick, bewegst dich falsch, die Zähne sind nicht schön, du musst das und jenes machen, das macht man nicht und jenes macht man auch nicht.« Bei allem, was die Kinder machen, stimmt etwas nicht, was zur Folge hat, dass die Kinder für sich das Selbstbild formen: *»So, wie ich bin, ist es nicht gut. Ich müsste anders sein, und erst wenn ich so wäre, wäre es gut für die Mutter. Erst dann hätte sie mich gern.«*

Was man selber will, zählt nicht. Es gibt klare Vorgaben, wie man zu sein hat. Weil das aber nie zu bewerkstelligen ist, lässt man seine eigenen Wünsche, Bedürfnisse und Vorstellungen irgendwann fallen. Die haben ja keinen Platz neben den von der Mutter so absolut und fordernd vorgebrachten Erwartungen. Diese kommen so bestimmt und eindeutig, dass daneben andere, von den Kindern gewünschte Bedürfnisse bedeutungslos werden.

Dazu kommt, dass immer auch andere Bilder und Vorbilder herangezogen werden. »So wie die müsstest du sein, schau, wie die aussieht, wie die spricht, wie die sich verhält, das ist gut. Du bewegst dich wie ein Trampel, was soll denn das schon wieder, wie siehst du auch aus …« So geht das den ganzen Tag. Die Kinder erfahren solche Vorhaltungen nicht als Ausdruck von Liebe und Sorge, auch wenn sie von den Müttern so gemeint sind. Sie erfahren sie demotivierend, abwertend und negativ. Der Schluss, den sie für sich daraus ziehen, ist so klar wie auch logisch: *»Ich bin nicht richtig, ich bin nicht liebenswert.«* Und: *»So, wie ich es mache, ist es falsch. Ich kann mich nicht auf mich verlassen, es ist besser, ich entscheide mich nicht selbst, sondern warte, bis die Mutter sagt, was ich zu tun habe, dann ist es sicher richtig.«*

Wohlgemerkt, ich gehe davon aus, dass diese Mütter ihre Kinder lieben und gerade aus dieser Liebe heraus nur das Beste für sie wollen. Sie haben aber so enge und genaue Vorstellungen, dass die Kinder nie und nimmer hineinpassen. Vielfach handelt es sich um Mütter, die entweder unsicher sind und sich an dem orientieren, von dem sie glauben, man habe »so zu sein«, oder es sind Mütter, die sehr standesbewusst und gesellschaftsorientiert handeln und argumentieren. Die Kinder geben auf, weil sie spüren, dass es kein Durchkommen gibt, dass sie auf verlorenem Boden kämpfen, und diese Ansicht wird mit der Zeit generalisiert: »*Ich bin nicht recht, in dem, was ich will, und was ich denke, zählt nicht. Ich habe nur zu tun, was die Mutter will, und die weiß besser als ich, was für mich gut ist, und sie will ja nur, dass es mir gut geht.*« Die Grundannahme, wenn man anders wäre, wenn man »richtig« wäre, dann würde sich die Mutter nicht ständig nerven, dann würde man geliebt, wird so laufend zementiert und verfestigt. Es können so auch keine Selbstsicherheit, kein Selbstbewusstsein, aber auch keine Geborgenheit in sich und in seiner Welt entstehen.

Väter mit hohen Erwartungen

Bei einer weiteren Konstellation, die häufig auch zusammen mit der vorhergehenden auftritt, handelt es sich um die von mir so genannten VATERKINDER.

Es sind die Lieblinge der Väter und alle wissen es. Diese Väter aber haben meist sehr klare Vorstellungen, und die Kinder erfahren, dass sie so sein müssen, wie der Vater es will. Im Vordergrund stehen hier vor allem äußere Werte: wohlerzogen, sportlich, hübsch, gut in der Schule. Die Erwartungen des Vaters und das Bewusstsein, der Stolz des Vaters zu sein und ihn nicht enttäuschen zu dürfen, setzt solche Kinder einem enormen Druck aus. Sie spüren, dass alles zusammenbricht, wenn sie nicht sind, wie der Vater es von ihnen will, wenn sie seinen Stolz verletzen. Sie merken, dass der Platz bei der Mutter von den anderen Geschwistern besetzt ist. Sie fahren auf einem Gleis, das sie nicht verlassen können, sie sind auf den Vater eingestimmt und müssen so handeln. Sie haben keine andere Wahl.

Vom Vater erhalten sie nicht in erster Linie Liebe. Sie erfahren stattdessen, dass er stolz auf sie ist, dass er überzeugt ist von ihnen. Sie merken aber auch, dass diese Beziehung brüchig ist, dass sie nicht viel verträgt und der Vater sich von ihnen abwenden kann. Sie spüren, dass er sie nicht als Person meint, sondern dass sie etwas zu erfüllen haben, was für ihn wichtig und bedeutsam ist. Es ist für sie kein bedingungsloses Angenommensein, keine uneingeschränkte und bedingungslose Akzeptanz. Sie haben etwas dafür zu leisten und bei Nichterfüllen ist die Enttäuschung riesengroß.

Diese Väter machen sich keine Gedanken darüber, ob das, was sie wollen, auch dem Wunsch ihrer Kinder entspricht, ob sie dem gewachsen sind oder nicht. Denn das macht gerade ihren Stolz aus, Kinder zu haben, die unproblematisch sind und das tun, was man sich von ihnen vorstellt.

Diese Kinder sind unfrei, und niemand merkt, wie gestresst sie sind, wie viel Angst sie haben, den Anforderungen des Vaters nicht zu genügen. Sie sind ja die Privilegierten, sie sind ja die, die es schön haben, vom Vater beschenkt werden mit Aufmerksamkeit, Zuwendung und Bestätigung. Sie zeigen nicht, dass sie alles nur aus Angst machen, weil sie sich vor dem Fallen-gelassen-Werden fürchten. Denn sie wissen, dass es für den Vater keine Entschuldigung gibt, entweder ist man so, dann ist es gut, oder man ist nicht so, dann zählt man nichts mehr.

Niemals machen sie die Erfahrung, dass sie, wie immer sie sind, gut sind, dass es um sie geht, dass die Zuneigung des Vaters bedingungslos ist. Sie machen die Erfahrung nicht, dass diese Beziehung hält, dass sie Verständnis und Geduld bekommen, wenn etwas nicht geht. Das, was der Vater will, hat zu gehen, und dafür strengen sie sich an, überfordern sich, übergehen ihre Ängste und sind getrieben, immer so zu sein, wie der Vater es will, und dem Bild zu entsprechen, das er von ihnen hat. Ihr Bild von sich, wie es in ihnen aussieht, wie sie sich sehen, interessiert nicht.

Niemand aber sieht, wie sie unter dieser Situation auch leiden, wie sie sich zusammennehmen müssen, nicht zeigen dürfen, dass das nicht nur schön ist, sondern anstrengend, immer zu gefallen und immer zu gehorchen, kein eigentliches Privatleben zu haben, sondern nur Erwartungen erfüllen zu müssen.

Hinzu kommt, dass sich die Mütter von solchen »Vaterkindern« häufig emotional zurückziehen und ihre Liebe vermehrt den anderen Kindern zukommen lassen.

So kommen solche Vaterkinder doppelt zu kurz und sind doppelt gestresst, weil sie es letztlich beiden, Vater und Mutter, recht machen wollen. Sie können und dürfen nicht wirklich Kinder sein. Meist haben sie zwar alles und für andere wirkt die Konstellation oft geradezu beneidenswert, aber dennoch: Sie sind die Zu-kurz-Gekommenen, die emotional Vernachlässigten.

Autoritäre Väter

Eine andere Form der VATERKINDER lebt in einer Familiensituation, in der der Vater herrscht, also dominant und sehr leistungsorientiert den familiären Erziehungsstil bestimmt.

Die Mutter versucht zwar ausgleichend und wärmend zu sein, vermag aber die Dominanz und Härte des Vaters nicht aufzuheben oder auszugleichen und kann ihre Zuwendung vor allem nur dann geben, wenn der Vater nicht anwesend ist.

Es sind sehr strenge Milieus, in denen nur der Vater sagt, was Sache ist, sagt, was die Kinder zu tun haben, und erwartet, dass die Mutter ihn unterstützt. Vielfach haben solche Väter von ihrer eigenen Kindheit her klare Bilder, wie Kinder zu sein haben. Sie haben klare Vorstellungen, was aus den Kindern werden soll und wie das erreicht werden kann. Sie sind stur und unbarmherzig konsequent. Sie erwarten, dass sich ihre Familie ihren Vorstellungen und Erwartungen anpasst. Kinder haben zu arbeiten, etwas zu werden und erst dann darf gespielt werden. Die Kinder haben etwas zu leisten, es zu etwas zu bringen und zu gehorchen. Kinder sind kleine Erwachsene, von denen man erwartet, dass sie wissen, wo es langgeht, und die widerspruchslos machen, was man von ihnen verlangt.

Häufig dürfen in solchen Milieus körperliche Schwächen und Krankheiten keine Rolle spielen. Der Körper ist da zum Arbeiten, alles andere ist gleichbedeutend mit Verweichlichung. Schmerzen gibt es nicht, Weinen ist nicht erlaubt und Müdigkeit ist verboten.

Offene Freizeit gibt es fast keine und die Bedürfnisse der Kinder spielen keine Rolle. Wenn nicht die Arbeit im Vordergrund steht, dann ist es die Leistung in der Schule oder im Sport. Alles wird dem unterworfen. Es geht in allem um Prinzipien wie Konsequenz, Durchhaltewillen, Härte und Erfolg. Es wird über die Kinder verfügt und über die individuellen Stärken und Schwächen, über die kindliche Natur oder ihren Entwicklungsstand hinweggeschaut.

Die Mütter versuchen hier oft auszugleichen oder zu vermitteln, was aber nur zu einem kleinen Teil gelingt. Denn auch sie werden sofort gemaßregelt, haben den Vater zu unterstützen und nicht die Kinder zu verwöhnen. Vielfach finden sie aber immer wieder Gelegenheiten, in denen sie die Kinder aufrichten und herzen können. Diese Kinder spüren die Liebe der Mutter und fühlen sich ihr sehr verbunden, weil sie mitbekommen, was die Mutter für sie tut – geprägt und beeindruckt sind sie aber vom Regime des Vaters.

Ein zusätzlicher Druck entsteht hier häufig dadurch, dass die Kinder alles tun, damit es die Mutter nicht noch schwerer hat mit dem Vater. Sie werden zu Verbündeten der Mutter und tun alles, damit der Vater ja lieb mit ihr ist. Aber die Mutter kann ihnen nicht das an Liebe und Zuwendung geben, zu was sie in der Lage wäre und was die Kinder brauchen würden. Der Druck vom Vater ist zu stark, die Angst zu dominant, als dass die Wärme der Mutter zum Tragen kommen könnte. Die Kinder sind die Leidtragenden.

Sie gehorchen dem Vater, aus Angst, aber auch aus Solidarität und zum Schutz der Mutter.

Ein solches Milieu ist ein angstbesetztes Milieu. Die Kinder fürchten den Vater, gehen jedem Konflikt aus dem Weg, weil Reden und Diskutieren sowieso nichts nützen und nichts bringen. Wenn sie etwas Persönliches tun und sich das getrauen, tun sie es »hintenherum«. Sie wissen genau, Verständnis hat der Vater nicht, nachgeben tut er nicht und ein Einlenken gibt es bei ihm selten bis nie. Und dass er vielleicht einmal fragen könnte, wie es einem geht, hat man noch nie erfahren. Es gibt sein Denken, sein Wollen und dem ist alles unterworfen. Als Kinder mit einer eigenen Meinung, mit eigenen Bedürfnissen und einer eigenständigen Persönlichkeit gibt es diese Kinder nicht oder nur, wenn es ins Konzept des Vaters passt. Sie haben zu gehorchen, sich anzupassen und das zu tun, was man von ihnen will.

Häufig handelt es sich bei diesen Vätern um Männer, die sich stark gesellschaftlichen Ansprüchen unterziehen und die Frau und die Kinder den Preis zahlen lassen.

Dienende, aufopfernde Mütter

Eine weitere Konstellation sehe ich in der dienenden, aufopfernden Mutter. Diese Form ist meist gekoppelt mit einem Vater, der wenig präsent ist, der sein eigenes Leben lebt, häufig die Frau vernachlässigt und nicht selten Drittbeziehungen pflegt.

Diese Mutter opfert sich auf für die Familie, tut alles, damit es die Kinder gut haben, und fordert für sich selbst nichts. Sie ist die dienende und sich aufopfernde Mutter, die nie an sich denkt und nur für das Wohl der Kinder da ist. Kein schlechtes Wort wird über den Vater verloren. Im Gegenteil, sie nimmt ihn in Schutz, verteidigt und rechtfertigt sein Verhalten und verunmöglicht damit den Kindern, negativ über ihn zu denken, obwohl sie doch spüren, dass etwas nicht stimmt. Aber die Liebe zur Mutter und die Dankbarkeit für all das, was sie tut, und die damit einhergehende Bewunderung für sie kennen keine Grenzen. Immer ist die Mutter lieb, nie böse oder streng, nur lieb, unendlich lieb und zärtlich. Vor lauter Dankbarkeit für diese Mutter erlauben sich die Kinder selbst nie, böse oder ungezogen zu sein. Sie wollen und können die Mutter nicht enttäuschen, wollen ihr alles recht machen und lesen ihr jeden Wunsch von den Lippen ab. Sie lesen ihn buchstäblich von den

Lippen, weil die Mutter selten bis nie explizit einen Wunsch äußert, nie etwas für sich reklamiert und sicherlich auch keine Dankbarkeit will. Durch ihr leidendes, unterwürfiges und bescheidenes Verhalten schafft und provoziert sie Schuldgefühle und ein permanentes schlechtes Gewissen bei den Kindern. Weil sie nie etwas klar fordert, nie etwas eindeutig erwartet, selber aber alles macht, was die anderen wollen, geraten die Kinder in ein Verhalten, das sie unfrei und völlig abhängig von dieser Mutter macht.

Sie machen alles, damit es ihr gut geht, vermeiden alles, was ihr Leben schwer oder belastend macht. Das Leiden und Aufopfern der Mutter dringen wortlos durch alle Poren und versetzen die Kinder in eine Dauerschuld. Aus der heraus tun sie alles, sind gänzlich auf die Mutter fixiert, nehmen sich selbst ganz zurück. Es zählt nur, was der Mutter gut tut, und das ist nie genug. Es zählt nur das, was die Schuld bei der Mutter abzahlt, denn obwohl man sich keiner Schuld bewusst ist – schuldig und undankbar empfindet man sich immer.

Obwohl die Mutter nichts sagt, nichts will, dreht sich bei diesen Kindern alles um sie, darum, wie es ihr geht, was sie macht und was man noch für sie tun könnte. Sie schafft darüber eine extreme Abhängigkeit und fördert ein Verhalten, bei dem die Kinder immer zuerst an die Mutter denken und nie an sich selber. An sich selber denken heißt undankbar sein, egoistisch, und das will die Mutter nicht, denn diese lebt doch so ein ganz anderes, so ein schweres Leben. Sie macht, so das Empfinden der Kinder, nie etwas für sich, sondern immer nur für die anderen.

Die Macht solcher Mütter ist nicht ersichtlich und für die Kinder überhaupt nicht fassbar, aber sie sind wie hypnotisiert im Banne dieser lieben, sich aufopfernden Mutter.

Eigene Bedürfnisse, innere Konflikte oder ein Auflehnen gibt es nicht. Sich zurückstellen, nichts für sich wollen, nur für die anderen da sein, Verantwortung für das Wohlergehen der Mutter übernehmen ist das wichtigste und oberste Gebot.

Die Frage »Was will *ich*« kann neben einer Mutter, die vorlebt, dass man nur für die anderen da zu sein hat, und neben einer Mutter, die keine eigenen Bedürfnisse zu haben scheint, nicht entstehen. Für sich selbst etwas wollen ist wie eine Sünde, sicher aber etwas, das man der Mutter nicht antun will und darf. Das hat sie nicht verdient. Das Uneigennützige, Sich-stets-in-den-Hintergrund-Stellende lebt die Mutter selbst, d.h., sie predigt es nicht einfach nur – und deshalb ist es auch so glaubwürdig und verpflichtend. Weil man eine solche Mutter nur gern haben kann, tut man auch alles, um so zu werden wie sie.

Die Wirkung, die ein solches Milieu auf die Kinder und ihr späteres Verhalten anderen Menschen gegenüber hat, kann man sich lebhaft vorstellen.

Starke, bestimmende Mütter

Eine weitere Form sind Konstellationen mit starken, bestimmenden Müttern. Hier sind zwei unterschiedliche Varianten zu unterscheiden: Die erste umfasst die »nur« starken Mütter und die zweite die starken Mütter, die gleichzeitig schwache, zärtlichkeitsbedürftige Seiten zeigen.

Zur ersten Gruppe gehören also die starken, bestimmenden Mütter. Sie sind immer die starken, die den Karren ziehen, die wissen, wo es langgeht, und die bestimmen und das Sagen haben wollen. Sie wissen, was sich gehört, wie etwas zu sein und was man zu tun hat. Sie sind dadurch die ständig wertenden Mütter, die sagen, was richtig oder falsch ist, und die auch gehört werden wollen.

Nicht selten haben sie einen Ehemann neben sich, der ihnen den Platz lässt, der ihnen ihr Territorium nicht streitig macht, sei es, weil er beruflich stark belastet, oder durch seine Hobbys kaum zu Hause und froh ist, wenn er sich um nichts zu kümmern braucht.

Häufig handelt es sich in solchen Paarbeziehungen auch um

selbstunsichere, wenig initiative Männer, die Frauen brauchen, die bestimmen und stark und tatkräftig sind.

Die Tragik dieser Frauen ist, dass sie zwar dominant sind, dies aber aufgrund ihrer Partnerwahl auch sein müssen und im Laufe der Zeit gerade diese Seite weiterentwickeln statt die andere, weichere, liebevollere. Aber auch sie sind die Zu-kurz-Gekommenen, oder kommen zu kurz. Häufig auch, weil man ihnen Zuwendung gar nicht zu geben traut oder man schlicht nicht daran denkt, dass auch sie das brauchen könnten.

Für die Kinder sind diese Mütter insofern schwierig, als es immer nur danach geht, wie die Mütter es wollen. Sie dulden keine Widerrede, kein Aufmucken, nichts. Die Kinder haben sich so zu verhalten, wie es die Mutter will. Punkt. Es gibt kein Pardon, keine Halbheiten, keine Entschuldigung. Die Kinder haben sich danach zu richten. Häufig sind es dann überangepasste Kinder, dressierte Äffchen, ohne Eigenleben, ohne Kanten, ohne Makel.

Gefühle dürfen keine Rolle spielen, ein Eigenleben der Kinder gibt es nicht. Schwierig ist es für die Kinder vor allem dann, wenn sich die Mutter über ihr Leben beschwert, jammert, dass sie allein gelassen wird vom Mann, und wie schwer es ist, mit solchen Kindern allein zurechtkommen zu müssen. Dann treten zum Bestreben der Kinder, aus Angst heraus der Mutter alles recht zu machen, Schuldgefühle hinzu, Schuldgefühle, nur da zu sein, der Mutter durch die bloße Existenz das Leben so zu erschweren.

Sie erfahren sich als Ballast, als Problem und nicht als wertvoll, als etwas Liebenswertes, auf das man stolz ist. Die Kinder müssen sich entschuldigen, dass es sie gibt, und sich dann doppelt anstrengen, dass sie es der Mutter nicht noch schwerer machen. Liebe und Zuneigung erleben sie nicht. Stolz auf sich sein ist ihnen ein Fremdwort. Denn was immer sie tun und wie gut sie es auch bewerkstelligen, ihre pure Präsenz, die ihre Mutter so belastet, können sie nicht verleugnen. Es gibt sie nun mal und dafür können die Kinder nichts.

Die zweite Gruppe der starken Mütter wird auch gegen außen als stark und belastbar angesehen. Sie haben aber noch eine Seite, die dort nicht sichtbar, von den Familienmitgliedern aber stark zu spüren ist: Hier sind sie schwach, weinerlich, verletzlich und liebebedürftig. Diese beiden Seiten sorgen dafür, dass die Kinder eigentlich alles nur falsch machen können. Mal ist die Mutter hart und strafend, mal ist sie wieder schwach und weinerlich. Nicht selten gibt es dann ein Kind, das besonders verhätschelt und als Liebesobjekt fast missbraucht wird.

Schwierig für die Kinder ist, dass sie nicht wissen, in welchem Zustand sie die Mutter antreffen, auf was sie sich einstellen müssen. Diese Kinder haben ständig alle Antennen ausgefahren und nehmen jede Regung auf, um genau zu wissen, wie sie sich verhalten müssen.

Die Väter sind oft nicht präsent, aber wenn, dann klar auf der Seite der Mutter. Sie sind vor allem auf sich selbst bedacht, um nicht selbst in die Schusslinie zu kommen. In diesen Familien gibt es eine klare Arbeits- und Gewaltentrennung. Für den Haushalt und die Familie ist die Mutter zuständig. Sie ist diejenige, die weiß, was richtig ist, und die es auch richtig macht. Sie nimmt dem Mann alles Unangenehme ab und ist darum besorgt, dass er sich nicht um diese Dinge kümmern muss.

Die Kinder haben nichts von diesen Vätern, obwohl sie Ausgleich und Sicherheit bieten könnten. Von ihrer Art her sind sie die weicheren, die emotionaleren Elternteile. Aber sie versagen in den Augen der Kinder. Sie könnten ausgleichen, sie hätten alles, was dafür nötig wäre, aber sie entziehen sich, wie wenn es sie nichts anginge. Sie nehmen nie Partei für die Kinder, stehen nie hinter ihnen, sondern überlassen sie voll und ganz den Müttern.

Depressive Mütter, depressive Väter

Nun noch zur letzten Konstellation mit einem DEPRESSIVEN ELTERNTEIL, aufgezeigt am Beispiel der depressiven Mutter.

Diese Mütter hätten alles, was die Kinder bräuchten. Sie sind warmherzig, weich und liebevoll. Aber sie sind diesem Leben nicht gewachsen. Sie haben zu viel mit sich selbst zu tun, um überhaupt über die Runden zu kommen. Sie sind so sehr mit sich, mit der Bewältigung des Allernotwendigsten beschäftigt, dass keine Zeit und Energie mehr für die Kinder übrig bleibt. Die Kinder aber spüren ihre Verletzlichkeit, ihr Bemühen und lieben sie. Sie sehen, wie es die Mutter schwer hat, wie sie leidet, wie es ihr schlecht geht. Sie erfahren ihre Mutter selten voll bei Kräften, selten sehen sie sie lachen, unbekümmert und glücklich sein.

Sie erleben eine Mutter, die sich bemüht, deren Kräfte aber nicht reichen. Sie sehen eine Mutter, die eigentlich möchte und darunter leidet, nicht mehr für ihre Kinder tun zu können. Sie sehen eine Mutter, die an sich, an ihrem Leben und ihrem Unvermögen zerbricht.

Zwischendurch erleben sie die fürsorgliche, liebende Mutter. Aber alles ist so unberechenbar, zerbrechlich und ungewiss. Die ständigen Wechsel zwischen Fürsorglichkeit und emotionaler Abwesenheit verunsichern, entziehen den Boden und machen die Kinder zu fürsorglichen, schützenden Partnern, die Sorge tragen für das Wohl der Mütter, Kinder, die glauben, sich darum kümmern zu müssen, dass die Mutter zur Ruhe, zum Leben kommt.

Diese Kinder ziehen sich zurück, wollen nicht belasten, sind ruhig und erwachsen und bemühen sich, dass ihre Mutter nicht noch mehr Schuldgefühle und ein noch schlechteres Gewissen hat. Sie tun alles, was ihre Mutter braucht, und sie tun alles, wovon sie glauben, dass es ihrer Mutter hilft und sie nicht belastet. Sie versuchen alles von ihr fern zu halten, was ängstigen, sorgen oder schmerzen könnte. Und sie ziehen ihre Schlüsse:

Sie sind ruhig, rücksichtsvoll, problemlos. Sie behalten alles für sich, was die Mutter beunruhigen könnte. Sie wollen nichts, stellen keine Ansprüche, die die Mutter eventuell nicht befriedigen könnte, sie tun alles, damit sich die Mutter nicht aufregen muss, sie nehmen ihr alles ab, sorgen sich um alles und haben immer die Mutter im Auge. Sie spüren sofort, wenn es der Mutter nicht gut geht. Die Mutter muss nichts sagen, die Kinder merken es schon vorher und richten sich darauf ein, sie machen die Arbeiten und ziehen sich zurück oder gehen, das aber weniger, nach draußen. Sie bleiben lieber in der Nähe und behalten alles unter Kontrolle.

Sie sind nie laut, streiten nicht miteinander.

Sie übernehmen einen Großteil der Haushaltsarbeiten. Sie sorgen sich um die jüngeren Geschwister und schirmen die Mutter ab, sie schonen sie, wo sie nur können, und das alles geschieht in einer gedrückten und bedrückten, ja fast geisterhaften Ruhe, in einer freudlosen und lähmenden Atmosphäre. Das Freudlose, Energiearme und Leidvolle lastet über allem. Alles ist schwer und mühsam.

In einer solchen Atmosphäre wachsen diese Kinder auf. Ein lautes Lachen wird sofort wieder zurückgenommen, ein Fluch sofort erstickt. Gefühlsäußerungen kommen nur sehr kontrolliert und moderat. Alles ist verlangsamt, auf Schonung und Schutz ausgerichtet. Kindliches Schreien und Weinen hört man nicht, das behält man für sich, zeigt man nicht. Es ist alles wie in Watte gepackt, nichts Lautes kann entstehen, und Eigenschaften, wie sie andere Kinder entwickeln, wie etwa frech, vorlaut, witzig, humorvoll, verspielt und ausgelassen zu sein, können in einer solchen Atmosphäre des Ernstes, des Leidens gar nicht gedeihen.

– *Wie kann man glücklich und ausgelassen sein, wenn es der Mutter nicht gut geht?*
– *Wie kann man sich freuen und diese Freude auch zeigen, wenn die Mutter leidet?*
– *Wie kann man überhaupt nur an sich denken, wenn die Mutter, der es so schlecht geht, nicht einmal an sich denkt und selbst in schlechtestem Zustand nur die Kinder vor Augen hat?*
– *Wie kann man sich spüren, wenn man in seinem ganzen Füh-*

len und seiner ganzen Aufmerksamkeit auf die Mutter ausgerichtet ist?
- Wie kann man seine Bedürfnisse und sich sehen, wenn man nur auf die Mutter schaut?
- Wie kann man Sorge tragen für sich, wenn man sich ständig um die Mutter sorgt?
- Wie kann man Freude haben am Leben, wenn die Mutter am Leben leidet und daran zerbricht?
- Wie kann man stolz auf sich sein, wenn man sich ständig bemüht und es der Mutter trotzdem nicht besser geht?
- Wie kann man das Leben schön finden, wenn die Mutter sich vom Leben zurückzieht, um überleben zu können?
- Wie kann man selbst als Person einen Wert bekommen, wenn nur die Mutter wichtig, wenn nur das wertvoll ist, was die Mutter entlastet, was ihr hilft?

Diese Kinder haben nichts zu lachen. Ihr Leben ist schwer, und die Liebe, die sie von der Mutter erfahren, reicht nicht aus, um ihr Leben zu verändern, gibt ihnen nur Kräfte, sich für die Mutter einzusetzen, nicht aber für sich selber. Und so verändert sich nichts.

Die Liebe der Mutter bewirkt nicht, dass sie sich freuen können, dass sie wachsen und gedeihen können, sie schafft keine Wurzeln und mag keinen festen Boden zu geben.

Die gleichen Mechanismen spielen, wenn auch in abgeschwächter Form, wenn nicht die Mutter, sondern der Vater unter Depressionen leidet.

Wie sich aus der Konstellation das »depressive Muster« ergibt

Die aufgezählten familiären Umfelder sind der Nährboden späterer Depressionen. Woraus sich die Frage ergibt, was das Entscheidende an diesem Umfeld ist, dass die Kinder darauf *depressionsbildende* Muster entwickeln.

Zuerst: Den Kindern muss nicht bewusst sein, wie belastend und bestimmend ihre Kindheit ist. Meist haben sie diese auch später nicht als depressionsverursachend im Gedächtnis. Denn gerade das macht ja einen bedeutenden Teil der Schwierigkeiten der depressiven Menschen aus, dass sie sich nicht bewusst sind, wo ihr Leiden seinen Ursprung genommen hat, und sie meist der Ansicht sind, eine gute Kindheit erlebt zu haben. Genau diese Unkenntnis ist jedoch ein ganz wesentlicher Aspekt der Depression, dass sie unerkannt entsteht, unbemerkt sich verfestigt und deshalb auch so resistent ist gegenüber einem Bewusstwerden. Aber noch einmal: Was muss dazukommen oder dazugehören, dass solche Muster Nährboden der späteren Depression werden können?

Wie die Kinder die Eltern wahrnehmen und erleben, ist die Summe aller Einzelerfahrungen und dessen, was sie zwischen ihren Worten und hinter ihrem Verhalten an Haltungen und Einstellungen spüren. All das formt sich in ihnen zu einer Grunderfahrung und schlägt sich nieder in einer für sie wirklichen und erlebten Grundeinstellung der Eltern ihnen gegenüber. So erfahren sie die Eltern und auf diesem Hintergrund interpretieren sie deren Verhalten.

So, wie sie Einzelsituationen wahrnehmen, nehmen sie auch überdauernde Stimmungen und grundlegende Einstellungen der Eltern auf. Die Kinder sind wie hochsensible Seismografen. Sie hören, wo nicht gesprochen, und sehen, wo nicht gehandelt wird.

Wir sehen, dass *ein* Punkt in solchen familiären Konstellationen ganz wichtig und zentral ist, den man zusammengefasst wie folgt bezeichnen könnte:

- Die Eltern, Mütter und Väter sind mit der Erziehungsarbeit überfordert, erscheinen überfordert und wirken auf die Kinder überfordert.
- Diese Überforderung der Eltern nehmen die Kinder auf und reagieren in einer Weise, die sie selbst wiederum überfordert.
- Mit der Überforderung der Eltern nimmt die Entwicklung depressiver Überforderung der Kinder seinen Anfang. D.h., die Kinder lernen Strategien der depressiven Überforderung, die früher oder später in eine Depression münden.
- Die Überforderung der Kinder ist die Antwort auf die Überforderung der Eltern – das ist der Kreis, in dem sich die depressiven Menschen in ihrem Leben bewegen.

Versuchen wir, uns die Überforderungsmechanismen noch einmal genauer anzusehen, dann stellen wir fest:

- Die Kinder werden aus Gründen der elterlichen Überforderung zuwendungsmäßig und emotional vernachlässigt, ihrem Schicksal überlassen und auf sich selbst gestellt.
- Von den Kindern wird erwartet, dass sie sich naht- und problemlos ins gegebene familiäre System einpassen.
- Sie müssen und haben zu funktionieren. Die Verantwortung, mit sich, ihrem Leben und ihren Sorgen fertig zu werden, wird ihnen überlassen.
- Kindgemäßes Eingehen und emotionale Aspekte existieren und zählen in diesen Familien wenig bis gar nicht, auch wenn es vordergründig anders aussehen mag.
- Der emotionale Teil, der stille und unausgesprochene Teil der Kinder wird ausgeklammert. Was zählt, sind Äußerlichkeiten: Die Noten müssen stimmen, das Verhalten darf zu keiner Kritik Anlass geben, weder vonseiten der Schule noch von den Nachbarn.
- Die Kinder schließen aus dem Verhalten der Eltern, dass an-

Die Depression entsteht in der Familie

deres oder andere wichtiger sind als sie. Sie ziehen diese Schlüsse aus dem zeitlichen oder emotionalen Engagement der Eltern, bewerten und entwerten sich selbst.

Daraus folgt:

○ Die Kinder leben in einem Zustand ständiger Überforderung, ohne die dafür nötigen Ressourcen zu besitzen und die nötigen Hilfestellungen zu bekommen.
○ Die Kinder sind gezwungen, Energien zu mobilisieren, um durchzukommen und zu überleben, Energien, die sie für ihre Entwicklung und Reifung benötigen würden.
○ Obwohl in Beziehungen stehend, sind die Kinder losgelöst von der Bezugsperson. Sie sind in Beziehungen und doch beziehungslos, ohne festen und Vertrauen gebenden Boden. Ohne genügende menschliche Unterstützung und Wärme müssen sie etwas erbringen, dem sie letztlich nicht gewachsen sind.
○ Sie sind abgenabelt und würden diese emotionale Nabelschnur für ihre weitere Entwicklung doch so dringend und notwendig brauchen.
○ Sie müssen aufwachsen ohne diese für ihre persönliche Festigung und den Aufbau einer inneren Stabilität notwendige Hilfe und Unterstützung.
○ Obwohl es ihnen rein äußerlich an nichts fehlt, wachsen die Kinder in einem Milieu auf, das die Bedingungen für ein gesundes und normales Wachstum nicht erfüllt.
○ Die Kinder dürfen und können nicht Kinder sein, leben und wachsen, wie es für Kinder richtig und normal wäre.

In diesem Zusammenhang sollte mit aller Deutlichkeit hervorgehoben werden, dass aus der Tatsache heraus, dass die Mutter berufstätig und/oder allein erziehend ist, keinerlei Nachteile für das Kind resultieren müssen. Wichtig ist nicht, ob die Mutter zeitlich viel oder wenig präsent oder abwesend ist, sondern entscheidend ist die Qualität und Stabilität der Beziehung. Begegnet sie dem Kind so, dass es sich angenommen und geliebt fühlt, dass es Kind sein kann, dass es sich geborgen und getragen fühlt, dass es spürt, dass es der Mutter wichtig ist, dann spielt die Familienform keinerlei Rolle.

Exkurs: Die Rolle des Vaters in der Kindheit depressiver Menschen

Die Rolle des Vaters ist aus der Sicht der Kinder eigentlich ganz einfach: »*Wenn ich die emotionale Hilfe und Unterstützung von der Mutter nicht bekomme, dann suche ich sie beim Vater.*« Denn er spielt dort, wo die Mutter die Kinder emotional unterversorgt, eine entscheidende Rolle.

Häufig nimmt er seine Verantwortung wahr, ist für die Kinder präsent und gibt ihnen einen mehr oder weniger großen Teil dessen, was sie benötigen. Mit so einem Vater ist die Kindheit halbwegs gerettet, können sich die Kinder entwickeln und bekommen sie ein gewisses Maß an Zuwendung, Bestätigung und vor allem Sicherheit und Geborgenheit. Diese Kinder sind dann viel weniger gefährdet, eine depressive Entwicklung durchzumachen.

Häufig können wir in den verschiedenen Milieus aber sehen, dass der Vater inexistent ist. Er ist häufig abwesend, weil er voll im Beruf aufgeht, weil er außerberuflich stark beschäftigt ist, und, was häufig noch wichtiger ist, weil er die Verantwortung für die Pflege und Erziehung der Kinder an die Mutter delegiert hat. Was man häufig zu hören bekommt, sind Aussagen wie: »Das kann ich nicht; dafür habe ich keine Zeit; dafür ist meine Frau zuständig; sie ist ja die Mutter; ich bin ja eh nicht viel zu Hause; ich kann mit den Kindern nichts anfangen; ich habe keine Nerven ...«

Dazu kommt, dass sich der Vater emotional verabschiedet und seine Aufgabe und Verantwortung im Gelderwerb sieht. Mit anderen Worten, er hat gar kein schlechtes Gewissen dabei. Er hat seine Aufgabe und die Mutter die ihre.

Die Depression entsteht in der Familie

Dass er damit der Mutter viele Steine in den Weg legt, ist ihm nicht bewusst. Für die Mutter in ihrer speziellen Situation aber ist das zu viel. Sie kann etwas, was sie stark fordert, nicht teilen oder abgeben, im Gegenteil, sie hat noch die ganze Verantwortung und ist für das Gelingen der Erziehung allein zuständig.

Dass sie häufig die Kinder dafür bewusst oder unbewusst verantwortlich macht und ihren Frust dort auslebt, verwundert nicht.

Tatsache aber ist, dass die Enttäuschung und die Überforderung der Mutter aus dieser Delegation häufig die Kinder auszutragen haben. Sie fühlen sich schuldig, ohne zu wissen, warum. Das heißt für die Kinder nichts anderes, als dass ihre bloße Existenz sie zu Schuldigen macht, ohne dass sie etwas dazu beigetragen haben. Dass diese Vorgabe und diese Einschätzung für den Aufbau ihrer Identität und Selbstsicherheit nicht förderlich sind, liegt auf der Hand.

Was die Kinder bei der Mutter vermissen, suchen sie beim Vater. Von ihm erhoffen sie zu bekommen, was sie von der Mutter nicht erhalten, aber sie lassen die Mutter dabei nicht aus den Augen und sehnen sich, von ihr angenommen zu werden, sich bei ihr anlehnen zu dürfen, sie sehnen sich weiter nach Zuwendung und Zärtlichkeit. Doch auch vom Vater bekommen sie häufig nicht, was sie für ihr Wohlergehen und ihre Entwicklung brauchen würden. Nicht, dass sie zurückgewiesen würden, dafür sind ihre Erwartungen zu fein und zu diskret, nein, der Vater ist schlicht nicht da. Sie machen die Erfahrung des abwesenden Vaters. Auch von ihm werden sie im Stich gelassen, abgewiesen und in ihrer Sehnsucht nicht erhört. Die Einsamkeit ist total.

Häufig werden die emotionale Abwesenheit, das Vermissen des »guten« Vaters verstärkt durch Erfahrungen mit einem Vater, der nur auf die Schulnoten schaut, gute Noten nicht beachtet, das Fehlen von sehr guten aber besonders hervorhebt, einem Vater auch, der nur auf Äußeres schaut, dem nur Leistungen und Erfolg wichtig sind und der nicht spürt, was die Kinder wirklich von ihm brauchen.

Häufig ist es ein Vater, der das verstärkt, was die Kinder von sich aus schon wissen: »Seid brav, gehorcht eurer Mutter, seid anständig, dann muss eure Mutter mit euch auch nicht böse sein ...« Dass er damit den Kindern Werte vermittelt, die er zwingend von den Kindern erwartet, merkt er vielleicht gar nicht. Die Kinder aber hören diese Botschaft sehr wohl, was sich in noch mehr Bemühen um Problemlosigkeit, Gehorsam und Wohlverhalten äußert: für die Mutter sowieso und jetzt zusätzlich noch für den Vater.

Es geht hier überhaupt nicht um mehr oder weniger Präsenz des Vaters, es geht immer um die Qualität der Präsenz und nicht um die Quantität. Ob der Vater häufiger oder seltener abwesend ist, sich mehr oder weniger um die Kinder kümmert, ist nicht von Belang. Entscheidend ist die Art der Zuwendung. Entscheidend ist, ob er den Kindern emotionale Sicherheit vermittelt, die Kinder so nimmt, wie sie sind, oder ob er seine Zuwendung von äußerem Verhalten abhängig macht. Gibt er den Kindern das Gefühl, geliebt zu werden, ohne dass sie etwas dafür tun müssen, oder vermittelt er den Kindern das Gefühl, nur angenommen zu werden, wenn ...

Zur speziellen Situation mit der Mutter gehört zur Entstehung einer Depression meist *die Sehnsucht nach dem Vater*. Die Kinder werden emotional unterversorgt von der Mutter und im Stich gelassen vom Vater.

Es ist also eine doppelter Verlust, mit dem die Kinder fertig werden müssen. Man könnte auch sagen, sie sind doppelt unter Druck, denn sie wollen sowohl von der Mutter wie vom Vater angenommen werden und müssen sich zweifach anstrengen, das zu liefern, von dem sie glauben, dass die Eltern es von ihnen wollen und erwarten. Bei aller räumlichen Nähe zu den Eltern spüren sie eine Distanz zu ihnen und vermissen gleichzeitig die Nähe.

Erwachsene depressive Menschen spüren in sich sehr oft eine stille, schmerzliche und nicht aufhörende Sehnsucht nach ihrem Vater, wie negativ auch die Erlebnisse gewesen sein mögen, die sie mit ihm gemacht haben. Das gehört vielfach zum stillen Leiden depressiver Menschen.

Teil 3
DIE GRUNDLEGUNG DEPRESSIVEN VERHALTENS

6. Kapitel
Die Reaktionen der Kinder als depressionsbildende Faktoren

Es gibt für die Kinder in diesen schwierigen familiären Milieus nicht *ein* Reaktionsmuster schlechthin. Nicht alle Kinder reagieren in gleichen Situationen auf gleiche oder ähnliche Art. Und nicht für alle Kinder ist die Ausgangssituation gleich belastend oder gleich traumatisch. Jedes Kind, und ist es noch so klein, ist eine einmalige Persönlichkeit, mit einem ganz einzigartigen Temperament. Jedes hat seine ureigenste Sensibilität, sein persönliches Bezogensein auf die Umwelt. Jedes ist von Anfang an unterschiedlich berührbar von der Außenwelt und mehr oder weniger stark ichbezogen. Jedes Kind ist auf eine andere Art abhängig von seiner Umwelt, mehr oder weniger von ihr beeindruckt und betroffen. Die Art und der Grad der Anpassung sind unterschiedlich.

Jede Familie kennt diese Unterschiede der Kinder, kaum dass sie aus dem Mutterleib in die Welt gekommen sind. Hier kann man sicher von einer genetischen Komponente sprechen, zeigen sich doch Unterschiede, bevor nur eine Spur von Sozialisation hat einsetzen können.

Ich sage das, weil mit größter Sicherheit eine gewisse verhaltensmäßige Disposition mitspielt, ob und wie ein Kind die Umwelt wahrnimmt und auf diese reagiert, wie stark nach innen oder außen gerichtet es ist und wie stark es sich betreffen lässt. Und das bedeutet auch: Ein Kind ist wenig bis gar nicht gefährdet, dieselben Situationen als traumatisch zu erleben, d.h., in den gleichen Lebensumständen aufzuwachsen und dennoch eine ungestörte Entwicklung zu durchlaufen, wenn es:

- selbstbewusst, eher ichbezogen, extravertiert und fordernd ist,
- seine Bedürfnisse auch einmal eigenwillig oder störrisch anmeldet,
- diese ungehemmt und fraglos durchsetzt und darüber versucht, zu seinem Recht zu kommen.

Ein solches Kind wird kaum je depressiv werden.

Anders formuliert heißt das:

> Mit größter Wahrscheinlichkeit nicht in eine depressive Überforderung hineingeraten wird das rücksichtslose Kind, das sich wichtig nimmt und seine Bedürfnisse durchsetzt, sich wehrt und Aufmerksamkeit und Zuwendung fordert, das unbequem und anspruchsvoll ist, weint und trotzt, wenn es nicht bekommt, was es will.

Diese Feststellungen sind interessant in Bezug auf die Frage nach einer Depressionsprophylaxe, auf die Frage auch nach geeigneten Formen der Erziehung, die ein Kind stärken und widerstandsfähig machen gegenüber einer möglichen depressiven Entwicklung. Ich möchte es aber hier bei diesen Bemerkungen bewenden lassen.

Es gibt also Kinder, die aufgrund ihrer persönlichen Disposition widerstandsfähig sind gegenüber einem schwierigen Milieu. Andere aber bringen den Schutz, den man in einer solchen Familie brauchen würde, nicht mit. Sie hätten mehr Zuwendung nötig, mehr Unterstützung, mehr Fürsorge und Sorgfalt, um sich entwickeln zu können, als ihnen Eltern in diesen Konstellationen geben können. Aber genau das, was sie zu ihrer Entwicklung bedürfen, wird ihnen vorenthalten.

Und um diese Kinder geht es, wenn wir von der Depression sprechen. Sie sind Opfer gerade all dieser Konstellationen, die wir im vorherigen Kapitel kennen gelernt haben.

Das Kind ist »da und doch nicht da«: Anpassung um jeden Preis

Es geht in diesem Kapitel darum, aufzuzeigen, wie diese Kinder ihr familiäres Umfeld wahrnehmen, wie sie gefühlsmäßig darauf eingehen und reagieren, wie sie ihre Erfahrungen verarbeiten und ihre Bilder von sich und der Welt aufbauen. Es ist mir ein Anliegen, zu zeigen, wie die Kinder sich gezwungen fühlen, ein Leben zu leben, das ausgerichtet ist auf die anderen, auf ihr eigenes Überleben und das Funktionieren des familiären Systems, und was diese Umstände für ihr Leben und ihre Entwicklung bedeuten. Die Welt, in der sie aufwachsen, und die Welt, die sie sich schaffen, soll uns klarer und einsichtiger werden, um von da aus den depressiven Menschen besser verstehen zu können, warum er so und nicht anders reagiert, warum er so reagieren muss.

– *Diese Kinder sind still, angepasst, angenehm im Umgang, freundlich, nie frech und ungezogen, hilfsbereit, selbstständig, frühreif und erwachsen.*
– *Sie sind da, wie wenn es das Selbstverständlichste der Welt wäre. Nie fordernd, nie mühsam, selten übel gestimmt, perfekt und ausgeglichen.*
– *Sie ziehen nie die Aufmerksamkeit auf sich, fordern niemanden heraus, treiben niemanden zur Verzweiflung.*
– *Sie sind bescheiden und anspruchslos, zuverlässig und arbeitsam.*
– *Nichts muss man ihnen zweimal sagen, sie gehorchen aufs Wort, ja, man muss nicht einmal etwas von ihnen verlangen, sie machen es schon im Voraus und von sich aus.*
– *Es gibt kein Theater, kein Gezerre und kein Gezänk. Sie funktionieren so perfekt, dass man sie schon fast nicht mehr spürt und wahrnimmt.*

> Kinder, die depressive Muster herausbilden, präsentieren sich hoch angepasst, als das, was später im Erwachsenenalter so ausgeprägt erscheint und für andere nicht nachvollziehbar ist, weshalb nämlich gerade so ruhige, ausgeglichene und tüchtige Menschen depressiv werden. Menschen, die doch alles haben und den Eindruck vermitteln, mit dem Leben so gut fertig zu werden, so stark und reif zu sein. Das allgegenwärtige Gefühl, allein zu sein, und die Einsamkeit solcher Menschen sind für andere nicht sichtbar, noch weniger ihr fehlender Halt im Leben, ihre Heimatlosigkeit in sich, in der Umgebung und in dieser Welt. Aber auch ihre Nähe zum Tod ist für Außenstehende in keiner Weise nachvollziehbar.

Von außen betrachtet sind es Kinder, wie man sie sich wünscht. Sie funktionieren aber auch so, dass es einen erschreckt. Sie scheinen keine Wünsche zu haben, keine Erwartungen, keine Schwächen, keine Wünsche und Bedürfnisse. Sie zeigen sich so, als hätten sie keine Sorgen, Nöte und Ängste, scheinen mit allem zufrieden, dankbar für alles, was man ihnen gibt. Sie stehen zurück, lassen den anderen den Vortritt, sind unauffällig und problemlos.

> Sind Kinder so, wenn sie Kinder sein dürfen? Sicher nicht. Solche Kinder werden um ihre Kindheit gebracht, um ihre Unbeschwertheit und Leichtigkeit. Sie werden betrogen um ihr Recht, Fehler zu machen, störrisch, kindlich und kindisch, unvernünftig und eigensinnig zu sein, unachtsam, bezogen auf den Moment und verträumt.

All das erlauben sich solche Kinder nicht, es sind ernste, vernünftige Erwachsene, die zu früh die Schwere des Lebens erfahren, die Bürde der Verantwortung. Sie werden in ein Leben hineingeboren, das sie zwingt, zu früh schon erwachsen zu sein. Sie haben gar keine Chance, anders zu sein, als sie sind.

Das Kind ist da und doch nicht da. Und so muss es sein. Diese Eltern brauchen ein solches Kind, damit sie ihr Leben meistern können. Sonst würde alles zusammenbrechen, würden sie ihr Leben nicht schaffen. Diese Eltern sind so in ihrer Welt gefangen, so überfordert auch, dass sie ihr Leben nur mit solch angepassten und problemlosen Kindern meistern können. Das spüren diese Kinder. Sie nehmen instinktiv die Situation der Eltern in sich auf und übernehmen automatisch einen Teil der Verantwortung. Sie merken und erfahren, dass sie alles tun müssen, was die Eltern wollen. Sie spüren auf Schritt und Tritt, dass sie ihren Teil zum Überleben und zum Aufrechterhalten der Familie leisten müssen. Ihr Spüren und Erleben der Brüchigkeit des familiären Systems bringen sie dazu, alles zu machen, was sie glauben tun zu müssen, um den Eltern zu helfen und sie zu unterstützen.

Sie unterstützen die Eltern auf ihre Art: Sie versuchen, sie zu entlasten, indem sie sich anpassen, indem sie brav sind und sich so verhalten, dass sie die Eltern nicht belasten. Sie versuchen, alles zu tun, wovon sie glauben, dass es notwendig sei, damit das Leben weitergeht. Sie bemühen sich, alle Erwartungen der Eltern zu erfüllen. Sie verhalten sich so, wie wenn das Weiterbestehen der Familie von ihnen abhängen würde. In ihrem Denken sind sie verantwortlich für das Aufrechterhalten der familiären Situation und damit der Sicherung ihres Lebens. Und um nichts weniger geht es ihnen: um die Frage nach dem Sein oder Nichtsein, um ihre Existenz.

Wir müssen uns die Situation dieser Kinder einmal vor Augen führen. Sie, die einen festen Boden und ein Umfeld brauchen würden, das Sicherheit, Geborgenheit und Vertrauen vermittelt, sie, die auf einen Raum angewiesen wären, in dem sie sich entfalten und entwickeln können, ausgerechnet sie fühlen sich aufgerufen, zu schauen, dass das Umfeld nicht zusammenbricht, dass die Menschen, die das Ganze tragen und garantieren müssten, überhaupt funktionieren können.

> Diese Überforderung können wir uns nicht groß genug vorstellen. Statt für sich zu achten, müssen sie dafür sorgen, dass das Schiff mit ihnen zusammen nicht untergeht. Wie sollen sie denn hier Sicherheit und Vertrauen aufbauen können? Wen wundert es, wenn tief liegende Existenzängste und ein überhöhtes Verantwortungsgefühl sich einnisten und zum Fundament dieser Menschen werden? Ist es nicht normal und nachvollziehbar, wenn solche Menschen so schwer am Leben tragen und an ihm zerbrechen können?
> Das Leben wird für sie gleichsam zu einem Laufen auf einer dünnen Eisschicht, von der sie nie wissen, wann sie einbricht. Alles ist und bleibt für sie brüchig, unberechenbar und zufällig: die Welt, die Zukunft, die Beziehungen, ihr eigenes Leben. Nichts ist für sie verlässlich und beständig. Das ist die Welt, in der sich die depressiven Menschen ihr ganzes Leben hindurch bewegen, und das ist das schwere, zu schwere Los, das sie zu tragen haben.
> In einem solchen Umfeld kann es für die Kinder keine Stabilität und keine Sicherheit geben, ist es unmöglich, so etwas wie ein Grundvertrauen in sich, in Beziehungen und in die Welt aufzubauen. Deshalb auch fehlt den depressiven Menschen das, was wir als Verwurzelung, Fundament oder als festen Kern bezeichnen können.
> Wer zu früh zu schwer tragen muss, kann keinen geraden Rücken und keinen aufrechten Gang entwickeln, kann nicht mutig und zuversichtlich in die Welt hinaustreten.

Diese Kinder machen etwas, was sie von ihrer Entwicklung und Festigkeit her noch gar nicht leisten können und doch tun müssen. Es sieht alles so leicht aus, so selbstverständlich, aber es kostet sie Kraft, unendlich viel Kraft, und das wiederum heißt, sie überfordern sich. Sie machen zu viel, und zwar in einem Bereich, wo sie bekommen müssten, statt immer nur zu geben.

Sie übernehmen stillschweigend die Verantwortung für die Eltern und für deren Leben, weil sie spüren, dass es nur so geht, dass auch sie nur leben können, wenn das Leben für alle so läuft.

Diese Verantwortung steht in keinem Zusammenhang mit ihren Möglichkeiten und psychischen Kapazitäten. Es muss einfach gehen, es ist gar keine eigene Entscheidung, kein Abwägen und Sich-selbst-Überprüfen. Die Last ist zu schwer, und das sowohl physisch wie psychisch. So wie der Körper bei ständiger Überbelastung mit der Zeit Schaden nimmt, sich deformiert, so gibt es auch eine psychische Deformierung, die aber als solche nicht im Moment manifest wird, sondern irgendwann einmal später.

Sie lernen nicht,
- auf ihren Körper zu hören, seine Zeichen und seine Sprache ernst zu nehmen,
- Stimmungen und Gefühle als persönliche Signale zu verstehen,
- Sorge für sich zu tragen.

Sie wissen nicht,
- dass man auch einmal nein sagen kann,
- dass man auch einmal sagen kann: »Das ist mir zu viel, ich mag nicht mehr« oder sogar »Ich will nicht mehr«.

Instinktiv übernehmen sie die Helfer- und Beschützerrolle für die Eltern und für deren Leben. Dass das für die Kinder zu viel ist, merkt niemand und die Kinder selber zuletzt. Ein solches Leben kostet Kraft, die ihnen später einmal fehlen wird. Die ganze Umgebung sieht und erlebt sie als stärker, als sie tatsächlich sind, und diese Überforderung und Fehleinschätzung geht auch im erwachsenen Leben weiter.

Ein Kind, das instinktiv die Verantwortung für die ganze Familie trägt, ist maßlos überfordert. Es wäre für die ganze Familie eine Katastrophe, wenn ein solches Kind plötzlich nicht mehr mitmachen würde, wenn es sich verweigern oder streiken würde. Es käme zum Zusammenbruch des ganzen Systems, wenn ein solches Kind seine ihm zugeschriebene Rolle und die damit verbundenen Aufgaben nicht mehr wahrnehmen würde. Ich bin überzeugt, dass weder die Eltern noch die Kinder diesen Sachverhalt bewusst so wahrnehmen. Für die Eltern sind die Kinder nun einmal so. Man nimmt das Angepasste, das Forderungslose des Kindes als etwas Selbstverständliches und betrachtet es als einen normalen Teil der Persönlichkeit des Kindes. Und dieses Bild übernimmt auch das Kind für sich selbst.

»Wenn die mich so sehen, dann habe ich auch so zu sein und dann bin ich auch so. Und dann habe ich in Zukunft so zu sein. Wenn man mich so sieht und das von mir erwartet, dann habe ich das auch zu leisten.«

> Um es noch einmal ganz deutlich zu sagen: Bei diesen Ausführungen sprechen wir immer von Familien, die funktionieren, die unauffällig sind. All das spielt sich in so genannten geordneten und behüteten Familien ab.

Es sind nicht nur die eigenen Einschätzungen der Kinder, die zu einem solch angepassten und überfordernden Verhalten führen. Die Kinder leben in einem Milieu, in dem auch sehr viel von ihnen explizit oder implizit erwartet wird. Es sind pauschale Erwartungen, die sie von den Eltern zu spüren bekommen. Nicht einfach nur: »Mach dieses oder jenes!« Sondern es sind Erwartungen viel grundsätzlicherer Art: »Wir erwarten, dass ihr euch so benehmt, dass ihr für euch selbst schaut, dass alles rund läuft, dass wir uns keine Sorgen machen müssen.« Und: »Wenn ihr euch nicht so verhaltet, wissen wir nicht, wie es weitergehen kann. Es liegt an euch.« Und diese Erwartungen dehnen und bauen die Kinder sukzessive aus. Alles, von dem sie glauben, was die Eltern brauchen, gern haben, sie von ihnen fordern könnten, wird in ihr System von Erwartungen integriert. Alles, was die Eltern stören, nerven, belasten oder ärgern könnte, versuchen sie, von ihnen fern zu halten.

Und diese Bilder von dem, was scheinbar von ihnen erwartet wird, summieren sich im Laufe der Zeit und werden bis ins Letzte ausgebildet und verfeinert, dass es fast nichts mehr gibt, was in ihren Augen nicht von ihnen erwartet wird.

Das System der zu erfüllenden Erwartungen umschließt alles, betrifft Gesagtes wie Nichtgesagtes, ist so allumfassend, dass es nichts gibt, was daneben noch Platz hätte. Man könnte auch sagen, im Erfüllen der Erwartungen werden diese Kinder immer mehr zu Profis.

Sie handeln entsprechend möglichen Erwartungen, auch wenn gar keine da sind, auch dann, wenn sie frei wären, nach eigenem Gutdünken und Interesse zu handeln. Es gibt keine Bereiche im Zusammenleben mit den Eltern, in denen nicht Erwartungen versteckt sein könnten.

Das Erfüllen von Erwartungen wird oberstes und wichtigstes Prinzip ihres Handelns.

Dieses umfassende und stets enger gewobene System von zu erfüllenden Erwartungen, das ihr Verhalten immer fordernder bestimmt und einengt, wird zunehmend zu einem rigiden und absoluten Muster. Es wird ein System von Erwartungen aufgebaut, das so umfassend ist, dass nur noch diese Erwartungen berücksichtigt werden können, mit denen sie sich völlig identifizieren. Sie *wollen* sie erfüllen und dieses »selber wollen« wird für sie zur Tatsache, dass es *ihre* Erwartungen und *ihre* Bedürfnisse sind, die sie erfüllen.

Das System von Erwartungen wird immer engmaschiger und absoluter. Absoluter meint, dass andere Motive und andere Determinanten des Handelns keinen Platz mehr haben. Das Muster wird flächendeckend, nahtlos, ausnahmslos, eben absolut. Absolut auch in dem Sinne, dass es sich der Entscheidung und dem freien Willen entzieht und automatisch abläuft.

Die Erwartungen von außen werden zu Erwartungen, die sie selbst an sich und ihr Verhalten stellen, und das zunehmend, ohne dass sie es bewusst steuern. Das Verhalten bekommt den Charakter eines Zwanges, sich so und nicht anders verhalten zu müssen. Sie verlieren zunehmend an Freiheit und Selbstbestimmung. Es gibt immer weniger Handlungsalternativen, unter denen sie auswählen können, die vielleicht für sie und die Situation stimmiger sein könnten, passender auch. Ihr Handlungsspielraum wird eingeschränkter, enger und vor allem immer gleich. Das Wollen wird zunehmend zum Müssen, und am Schluss gibt es kein Wollen mehr, nur noch und ausschließlich ein Müssen.

Nicht »Was will ich, was möchte ich?« bestimmt ihr Leben, sondern »Was muss, was sollte ich?« ist ihre Lebensdevise. Ihr Handeln ist bestimmt von dem, was die anderen von ihnen erwarten. Nicht im Sinne von zweckgebunden, »wenn … dann«, sondern einfach so, absichtslos. Die Kinder lernen, alle Antennen auszufahren und jede Stimmung und jede Erwartung aufzunehmen und, noch bevor sie geäußert werden, zu erfüllen.

Alles, was sie aufnehmen, beziehen sie auf sich. Jede noch so kleine Regung der anderen bedeutet für sie Aufforderung zum Reagieren und zum Handeln. Sie bekommen auch alles mit, nehmen alles auf und interpretieren alles in die gleiche Richtung. Hochsensibel registrieren sie alles, was von den Eltern kommt oder kommen könnte.

Ungefragt reagieren sie. Daher sind sie bei aller äußerlichen Ruhe ruhelos, gespannt und stets bereit zum Reagieren. Das heißt auch, dass sie sich selten entspannen, kaum je loslassen können, sich daher auch nie wirklich erholen und Kraft schöpfen können. Sie sind ständig auf dem Sprung, immer bereit, ihre eigenen Sachen zurückzustellen und für die Eltern da zu sein. Was sie gerade machen oder machen möchten, ist immer zweitrangig, sie sind immer bereit, ihre eigenen Angelegenheiten sofort aufzugeben. Es gibt nur eines für sie, den Erwartungen und Forderungen nachzukommen und sie bestmöglich, so wie sie glauben, dass es erwartet wird, zu erfüllen. Sie kennen gar nichts anderes. Das ist ihr Leben, es ist ihre Aufgabe, sich so zu verhalten.

Sie erwarten gar nicht, dass die Eltern sich ihnen gegenüber anders verhalten, aber auch von sich selbst erwarten sie nichts anderes. Daher gibt es für sie auch keinen Widerstand, kein Aufbegehren, auch keine Resignation: Sie kennen nichts anderes, sie haben sich so auf die anderen und auf ihr Leben eingestellt. Für sie ist das Leben weder gut noch schlecht, sondern Tatsache, evident und eindeutig. Sie suchen nicht nach Bestätigung und Erfolg, sondern sie wollen und müssen einfach das erfüllen, wovon sie glauben, es müsse erfüllt werden, um ihrer Aufgabe und Bestimmung möglichst gut nachzukommen.

Am Anfang ist das sicher anders. Da glauben sie, auf diesem Weg von der Mutter beachtet und geliebt zu werden. Und zum anderen war das Erfüllen von Erwartungen auch ihr Beitrag und ihre Unterstützung für die Sicherung der familiären Situation. Mit der Zeit bekommt dieses Verhalten aber eine Eigendynamik und verselbstständigt sich.

> Sie haben auch gar keine Erwartungen an die Eltern. Sie versuchen problemlos zu sein, in der Schule zu funktionieren, Leistungen zu bringen und auch nicht aufzufallen und keine Schwierigkeiten zu machen. Nur nicht negativ auffallen, nur nicht Anlass zum Ärger und zu Missstimmungen geben. Möglichst unbemerkt durchkommen und keine Probleme schaffen, das ist ihr Lebensmotto. Und so sind sie auch als erwachsene depressive Menschen: angepasst, still, unscheinbar, unauffällig, pflichtbewusst, korrekt, zuverlässig. Sie sind en-

> gagiert und loyal, geben keinen Anlass zu Beanstandungen und Kritik. Sie sind nicht unbequem und fordernd. Man kann auf sie zählen, sie sind zur Stelle, wenn man sie braucht. Mit ihnen geht alles leicht und unproblematisch. Nichts ist ihnen zu viel, sie tun alles und noch viel mehr. Sie fallen nicht auf, sie halten sich diskret zurück.

Die Kinder sind so nach außen hin orientiert, es geht ihnen so darum, zu spüren und zu merken und zu wissen, was andere wollen, dass sie ihre eigenen Bedürfnisse, sofern sie überhaupt noch welche empfinden, nicht merken würden. Was zählt, ist, was von außen an sie herangetragen wird.

Das Wichtigste aber ist, dass sie ihrem Erleben nach gar nicht gefragt werden, was sie wollen oder wünschen. Dazu kommt, dass sie sich gar nicht getrauen, etwas von sich aus zu wollen. Sie haben Angst, Wünsche zu äußern bis zu dem Punkt, an dem sie gar nicht mehr wissen, dass sie selbst etwas wollen könnten, und gar nicht wissen, was sie wollen.

Wenn sie schon nicht gefragt werden, was sie wollen, was ihnen wichtig ist, welche Bedürfnisse sie haben, welche Wünsche auch, wenn es also gar keinen Anstoß von außen gibt, sich zu fragen, dann kommt man auch nicht dazu, sich selbst Fragen zu stellen.

Und wenn sie vereinzelt dennoch gefragt werden, zum Beispiel in der Schule, von Verwandten zu Weihnachten, dann können sie keine Antwort geben. Sie wissen dann tatsächlich nicht, was sie sich wünschen, was sie gern haben oder immer schon gern gehabt hätten. Es ist also nicht Ausdruck von Bescheidenheit oder Scheu, wenn sie auf diesbezügliche Fragen nichts zu sagen wissen. Sie können wirklich keine Antwort geben. Der Eindruck von Bescheidenheit und Wohlerzogenheit, den sie auf diese Weise vermitteln, verstärkt nur noch den Druck auf sie.

> Sich nicht fragen zu können, was man selbst will und auf diese Frage auch nicht antworten zu können wird sich später ganz entscheidend auswirken, sei es bei der Berufswahl oder als Entscheidungsschwäche in der Depression.

Die Kinder stehen mitten im Leben, reagieren und leben, als wäre gar nichts, emotional aber ziehen sie sich auf sich selbst zurück. Sie erwarten scheinbar nichts an Zuwendung und Bestätigung vonseiten der Eltern. Sie verhalten sich, als wären sie darauf nicht angewiesen, kämen ohne das aus und genügten sich selbst. So sieht es von außen wenigstens aus. Später kann man sehen, dass doch eine Sehnsucht zugrunde gelegt wird, die ein Leben lang anhält und doch nie befriedigt werden kann. Die Kinder *trauern immer etwas nach*, wünschen es sich sehnlichst und sind doch nicht mehr in der Lage, es anzunehmen. Es kommt zu spät.

> Was aber bleibt, ist die Sehnsucht. Die stille Sehnsucht begleitet diese Kinder und das ständige Bemühen, dies doch noch zu erhalten, auch wenn sie nicht fähig wären, es anzunehmen.
> Wach bleiben in ihrem tiefsten und verborgensten Innern die Sehnsucht und der Wunsch nach:
>
> – *Beachtetsein,*
> – *geliebt zu werden und jemand sein für einen anderen Menschen,*
> – *wichtig und wertvoll zu sein für jemanden,*
> – *Geborgenheit, Nähe und Wärme.*

Später kann man sehen, dass solche Kinder nicht zur Ruhe kommen, ständig auf der Suche sind nach dieser Bestätigung und nie wirklich Ruhe finden, obwohl sie nach außen so ruhig und erwartungslos wirken. Eine weitere Tragik erwachse-

> ner depressiver Menschen kann also darin liegen, dass sie von ihren jeweiligen Bezugspersonen wohl die Bestätigung bekommen könnten und sie doch ruhelos weiter suchen und im Innersten einsam bleiben. Obwohl in Beziehungen, können sie Nähe und Geliebtwerden nicht annehmen, weil sie diese von der Mutter suchen, dort aber nicht gelernt haben, Nähe und Liebe zu erfahren und anzunehmen, vor allem nicht die bedingungslose, die nur sie meint als Person und die unverdient angenommen werden darf. Dazu sind sie nicht in der Lage.

Positive Zeichen werden von den Kindern ausgeblendet. Diese nehmen sie nicht auf sich bezogen wahr. Ihrer Erfahrung entsprechend können sie gar nicht ihnen gelten. Nur Negatives nehmen sie auf, denn das allein hat für sie Aufforderungscharakter. Diese Zeichen hören sie, auf die allein sind sie eingestellt und programmiert. Negative Stimmungen, auch wenn diese gar nichts mit ihnen zu tun haben, beziehen sie auf sich, im Sinne von »etwas nicht gemacht zu haben«, »nicht gemerkt zu haben«. Und wenn eine Mutter müde und depressiv ist, sich auf sich zurückzieht, wird das als Sichabwenden, als Strafen empfunden. Bei den Kindern werden in solchen Situation Schuldgefühle ausgelöst. Schuldgefühle, weil sie enttäuscht, aber noch viel mehr, weil sie versagt haben. Sie verzeihen sich das nicht. Schon das kleinste Nichterfüllen erleben sie als groß, tragisch und dramatisch. Es gibt kein Unterscheiden zwischen Wesentlichem und Unwesentlichem, nichts ist unwichtig, es gibt keine Bagatellen und keine Unterscheidung nach Bedeutungen. Es geht ums Erfüllen und das duldet keine Nachlässigkeiten.

Sie befinden sich immer in einem Zustand der Prüfung: Sie werden bewertet und zwar in ihren Augen immer negativ bewertet. Diese Kinder tragen so etwas wie einen Filter in sich, der das Negative durchlässt und das Positive zurückhält. D.h., sie werden ständig von negativen Bewertungen überflutet, atmen das Negative ein, werden quasi von Negativem durchtränkt. Wer aber das Positive nicht aufnimmt, kommt auch nicht zu einer positiven Grund- oder Lebensstimmung. Deshalb können diese Kinder auch kein Selbstvertrauen aufbauen und nehmen eine durch und durch negative Lebenseinstellung ein, was sich dann später in der Depression mit aller Deutlichkeit zeigen wird.

Sie übersehen das Positive und beziehen alles Konflikthafte, Negative, alle diffusen und auch neutralen Stimmungen, alle negativen Gefühlsäußerungen der Mutter auf sich und interpretieren sie gegen sich. Deshalb können sie keine positive Einstellung zu sich aufbauen, obwohl sie eigentlich allen Grund dazu hätten: Ihre Leistungen sind nicht schlecht und durch ihr angepasstes Verhalten, ihre Nichtaggressivität und ihr Liebsein schätzt man sie, findet man sie angenehm, lieb und nett. Sie bekommen viele positive Bestätigungen, aber diese kommen nicht bei ihnen an, sie fallen durch die Maschen, die nur das Negative zurückhalten. Und so haben solche Kinder ständig ein schlechtes Gewissen, versagt zu haben, nicht gemerkt zu haben, die Erwartungen nicht erfüllt zu haben. Und dieses »Etwas-nicht-erfüllt-Haben« treibt sie dazu, immer mehr erfüllen zu wollen, immer perfekter zu werden.

Und obwohl sie doch alles perfekt machen, versagen sie in ihren Augen. Sie messen und beurteilen sich mit verschiedenen Maßstäben: Das Positive wird sogleich von Negativem überdeckt. Das Positive hat kein Gewicht, zählt nicht und wird mit einer scheinbar negativen Bewertung ausradiert. Deshalb auch bleibt alles immer beim Alten, gibt es keinen Fortschritt, keine Stärkung und keinen positiven Aufbau des Selbstbildes.

Sie holen sich negative Bewertungen bzw. Verstärker auch dort, wo diese gar nicht existieren; was der negativen Grundhaltung, der Einschätzung »Es nützt doch alles nichts« Nahrung und Bestätigung gibt.

> Und deshalb sind depressive Menschen so schnell dabei, sich schuldig zu fühlen, schnell angeklagt und angegriffen. Sie leben im Gefühl und in der Überzeugung, ständig alles falsch zu machen, nehmen alles sofort als Vorwurf und als Kritik auf und werten sich ständig ab. Deshalb auch sind erwachsene Depressive ständig in einer Abwehrhaltung, ständig in der Defensive. Sie leben im Bewusstsein, zu versagen, stets in Erwartung von Vorwürfen und Vorhaltungen, ständig in der Angst, enttäuscht zu haben. Sie sind nie entspannt und locker, gehen nie etwas mit Zuversicht und Optimismus an. Wenn sie Boxer wären, würde man sagen, sie steigen schon als Verlierer in den Ring, weil sie nicht an sich und einen Sieg glauben, weil sie sich schon verloren geben, bevor der Kampf begonnen hat.

Man könnte das Verhalten der Kinder auch als Suche nach Bestätigung und Zuneigung interpretieren. Das war es vielleicht sogar einmal. Aber mit der Zeit wird das Verhalten der Kinder zu einem Lebensstil, zu einem automatischen Verhaltensmuster, nach dem die Kinder reagieren. Natürlich trägt es auch Züge von Vermeiden. Vermeiden, bestraft zu werden, auf der Seite liegen gelassen zu werden. Aber es wird von den Kindern nicht so erlebt. Sie werden ja eh auf der Seite liegen gelassen – so ihre Grunderfahrung. Das »Alles-recht-machen-Wollen« ändert an diesem Zustand nichts: Was immer sie tun, die Eltern sind nicht lieber zu ihnen, zu verdienen gibt es nichts, es liegt nicht in ihrer Hand, die Stimmung der Eltern zu verändern. Dazu sind sie zu klein, zu unbedeutend – und zu allem realisieren die Eltern gar nicht, was die Kinder alles tun. Und das prägt sich diesen Kindern für ihr ganzes Leben ein. Sie erleben sich als unfähig und ohnmächtig, Liebe zu geben und zu bewirken, dass man sie mag und schätzt. Das gehört zu ihrer negativen Selbsteinschätzung: ihr vermeintliches Unvermögen, Liebe zu geben und bei anderen etwas Positives zu bewirken. Was kann denn von ihnen schon Gutes kommen, das auch für die anderen gut ist, damit sie sich auch einmal in deren Augen als lieb empfinden?

Die Erfahrung, die sie mit der Mutter machen, übertragen sie auf alle anderen Personen und ihr gesamtes Leben. *»Wenn ich es schon nicht schaffe, dass die Mutter mich liebt, dann kann es noch weniger bei anderen Menschen sein, dann bin ich immer, überall und bei allen Menschen nicht liebenswert.«*

Der Rückzug

Diese Kinder ziehen sich zurück, führen ein Eigenleben. All das, was sie beschäftigt, freut, ärgert, ihnen Angst macht, all ihre Wünsche nach Geborgenheit, danach, in die Arme genommen zu werden, ihr ganz Innerstes und Persönlichstes, all das, was sie in ihrem Selbstwert und Selbstvertrauen stärkt oder schwächt, behalten sie für sich. Das ist ihr ureigenstes Leben, ihre persönlichste und intimste Sphäre. Hier schützen und pflegen sie ihre eigene Emotionalität, ihre Kreativität, ihre Farben und Stimmungen, ihre Verletzlichkeit und ihre Gebrechlichkeit, ihre Empfindsamkeit, ihre Wünsche und Sehnsüchte.

- *Sie kümmern sich um sich selber, sie halten sich auf eigene Faust im Gleichgewicht: Sie machen alles Wichtige mit sich selbst aus.*
- *Sie geben sich Kraft und Mut zum Weiterleben.*
- *Sie geben sich ihre emotionalen Streicheleinheiten selber, trösten sich, haben Selbstmitleid mit sich, motivieren sich auch aus sich selbst heraus und lösen ihre Probleme selber.*

Das ist mit ein Grund, weshalb sie trotz allem so gut durchkommen und auch später trotz fehlender Bestätigung und trotz ihrer depressiven Symptomatik über die Runden kommen. Das ist auch ein Grund, weshalb sie letztlich nicht auf andere angewiesen sind, niemanden brauchen und auch in Schwierigkeiten nicht auf andere zugehen.

Das ist ebenfalls mit ein Grund, weshalb man den Eindruck bekommen kann, gar nicht an die depressiven Menschen heranzukommen, sie gar nicht erreichen zu können. Sie bleiben uns bei aller Offenheit und Zugänglichkeit, die sie nach außen hin demonstrieren, fern und fremd. Sie machen alles mit sich selbst aus. Alle diese Selbstschutz- und Überlebensstrategien haben aber auch eine Kehrseite. Wer sich so schützt und emotional einigelt, ist nicht mehr in der Lage, sich zu öffnen und loszulassen. Jemand anderen an sich heranzulassen und Nähe anzunehmen wird unmöglich und löst Angst aus, Angst vor Nähe und Angst vor physischer und psychischer Berührung. Ein emotionaler Austausch, ein gefühlsmäßiges Geben und Nehmen, kann nicht geschehen.

Diese Kinder führen ein Doppelleben, ohne zu wissen und sich zu fragen, welches nun das richtige, ihr ureigenstes Leben ist: das Leben »draußen« oder das Leben in ihrer eigenen Welt. Wer sie nun wirklich sind, wissen sie gar nicht so genau. Sie haben ein Innenleben, sie haben ihre Interessen, die sie verfolgen, Gedanken und Träume, die sie gedanklich und emotional durchleben. Das ist aber alles nur für sie selbst. Nichts davon dringt nach außen, das ist ihre Welt, die sie mit niemandem teilen und die sie niemandem kommunizieren.

Sie leben also mit der Welt in sich und mit und in der Welt um sie herum. Und sie leben gut so, weil das Leben immer Rückzugsmöglichkeiten bietet. Es ist immer ein Ort da, wohin sie sich zurückziehen können und wo es ihnen gut geht. Es ist ihre Welt, die sie keinem erklären müssen, vor niemandem rechtfertigen. Es spricht ihnen niemand drein. Diese Welt und dieses Leben kann ihnen niemand wegnehmen oder ausreden, beides gehört nur ihnen. Das ist ihr Reich, ihre Welt, die gehen niemanden etwas an. Hier sind sie sich selbst, mit all ihren Phantasien und Träumen. Hier regieren sie, gestalten und formen sie. Da sagt niemand, was sie dürfen und was nicht, was richtig oder falsch ist, hier sind sie frei und unabhängig. Hier gibt es auch für sie kein Müssen. Deshalb ist diese Welt auch so stark und resistent.

Sie suchen den Rückzug nicht, weil sie leiden, weil sie es nicht aushalten, sondern, weil es diese andere Welt auch einfach gibt, immer schon gegeben hat.

Die beiden Leben stehen so klar und problemlos nebeneinander, dass die Frage »Wer bin ich?« oder »Welches Leben lebe ich eigentlich?« gar nicht beantwortet werden könnte. Beide Leben sind ihr Leben und beide Leben sind für sie ein einziges und gemeinsames Leben. Und beide Leben, die sie leben, sind sie, nicht das eine oder das andere, sondern beide. Das ist für sie kein Widerspruch, nichts, was sich ausschließen würde, nichts aber auch, was Probleme schaffen würde oder könnte. Sie leben ein Leben und das umfasst beide Leben in einem.

Ihr Leben ist zweigeteilt, haben wir gesagt. Aber ihr Innenleben vermittelt keine Kraft und keine Sicherheit für das wirkliche Leben. Ihre Innenwelt ist kein Ort, aus dem heraus sie Kraft schöpfen können, um sich zu wehren, um sich für sich selbst einzusetzen in der Außenwelt. Es gibt nur so viel Kraft, dass sie das Leben bestehen können, dass es weitergeht, dass sie nicht untergehen. Das Innenleben wird, weil es im Geheimen weiter wächst, zwar genährt und differenzierter, aber es verliert zunehmend den Bezug zur Realität. Die Distanz zwischen Innen- und Außenwelt wird größer, womit die Abhängigkeit von draußen größer wird:

– *Eigene Maßstäbe, Meinungen, Bewertungen und Werte entwickeln sich kaum.*
– *Eine reale Einschätzung der eigenen Grenzen und Möglichkeiten kann sich nicht etablieren.*
– *Mut und Vertrauen, etwas zu wagen und für sich etwas zu holen, werden nicht genährt.*
– *Die Möglichkeit, Nein zu sagen und sich selbst durchzusetzen, schwindet immer mehr.*

- *Eine eigene Meinung bilden, diese durchsetzen, durchsetzen auch gegen äußere Widerstände, wird immer unmöglicher.*
- *Die Art, wie sie sich und die anderen sehen und interpretieren, wie sie die Welt aufnehmen und darauf reagieren, wird nicht verändert. Ihre Muster des Handelns und Denkens bleiben die gleichen.*

Die Kinder werden der Außenwelt immer mehr ausgeliefert, immer mehr von ihr gesteuert und bestimmt: Eigenes Experimentieren, Ausprobieren, Ausloten der Grenzen und Möglichkeiten finden kaum statt. Sie sind zunehmend so, wie sie von außen gesehen werden, das heißt, die Entwicklung geht immer mehr in Richtung Anpassung und Verlust der eigenen Identität.

Nicht, was sie an Gefühlen und Träumen in ihrem Innenleben tragen, ist wichtig und wird geschätzt, sondern das, was sie nach außen zeigen: Anpassung, Ausgerichtetsein auf die anderen und letztlich da zu sein für die anderen.

Die anderen zählen, nicht sie. Die anderen sind es wert, dass man etwas für sie tut. Das Eigene, das man in sich trägt, das man als Ureigenstes erlebt und sieht, zählt nicht, hat keinen Wert, was nichts anderes heißt, als dass man als die Person, die man ist, keinen Wert hat. Das Gefühl und das Bewusstsein in sich zu tragen, als Person und Mensch keinen Wert zu haben: Das meint man, wenn man sagt, dieser oder jener Mensch habe kein Urvertrauen.

Die Kinder in diesen Milieus geben nichts nach außen ab. Sie zeigen nicht, was in ihnen wirklich vorgeht, was sich in ihnen abspielt, was sie und vor allem wie tief und intensiv sie wahrnehmen und empfinden. Alle die persönlichen Regungen behalten sie für sich, pflegen und kultivieren sie abgeschirmt von der Außenwelt. Dass sie sich damit vor weiteren Verletzungen schützen, aber auch vor möglichen Korrekturen ihres Erlebens abschotten, sei nur am Rande erwähnt. Darum auch ändert sich nie etwas an ihren Einschätzungen, darum auch ist keine

Veränderung im Erleben und Verarbeiten möglich. Sie sind wohl geschützt in ihrer persönlichen Welt, aber sie sind auch gefangen in ihrer Welt der eigenen Wertungen und Bewertungen. Es gibt für sie keine Möglichkeit zu Relativierungen. Alles, was geschieht, verarbeiten sie selbst, machen sie mit sich aus, und sie machen es so, dass sie selbst damit zurechtkommen – und das auf sehr brüchigem und dünnem Eis. Sie machen es so, wie es ihnen möglich ist, sind dabei jedoch heillos überfordert. Hier ist auch die Erklärung dafür, weshalb sie sich zwar nichts zutrauen und dennoch so stur und verbohrt und scheinbar so von sich selbst überzeugt sind, dass sie sich nichts sagen lassen, nichts annehmen, nichts korrigieren oder verändern. Sie haben nie gelernt, etwas aus der Hand zu geben oder angeleitet zu werden. Sie haben nie erfahren, dass ihnen Verantwortung abgenommen wird, sie entlastet werden, dass zu ihnen geschaut wird, dass andere sich um sie kümmern und für sie denken.

Sie schützen sich aber auch, weil jede Korrektur oder jede noch so geringfügige Kritik sie ganzheitlich an den Fundamenten ihrer Persönlichkeit angreifen würde. Kritik an ihrem Verhalten ist Kritik an ihrer Person. Ihr Selbstbewusstsein ist so gering, dass sie zu retten versuchen, was es zu retten gibt. Auch hier liegen die Wurzeln ihrer Unbelehrbarkeit und ihres sturen Festhaltens an ihrer Art, woraus sich dann auch erklärt, weshalb dieses Festhalten so häufig als zwanghaft erscheint.

Die Kinder sind ein psychischer Einmannbetrieb. Sie kommen ohne die anderen aus, haben die Erfahrung machen müssen, dass sie allein sind, dass sie mit sich allein zurechtkommen müssen, dass niemand wirklich da ist für sie, sich niemand wirklich um sie sorgt und sich um sie bemüht. Deshalb zählen und verlassen sie sich letztlich nur auf sich, vertrauen nur sich selbst wirklich, was ihre späteren Partner oft schmerzlich zu spüren bekommen und dann gar nicht verstehen können.

Sie geben sich selbst die Verantwortung für alles und jedes. Auch wenn sie sich über andere beschweren, andere für schuldig erklären, sehen sie sich doch selbst als Verursacher und Verantwortliche. Schuld und Wiedergutmachung liegen bei ihnen. Etwas anderes kennen sie nicht, haben sie nicht gelernt.

Das ist der Nährboden für ihr übertriebenes Verantwortungsgefühl und ihre stetigen Schuldgefühle. Ich brauche wieder das Wort Schuld, weil diese Kinder wie auch die depressiven Erwachsenen sofort in dieser Kategorie denken und es bei ihnen schon bei der kleinsten Angelegenheit um eine Frage von Schuld und schuldhaftem Versagen geht. Deswegen ziehen sie auch ihren Kopf immer sofort ein, machen sich klein, ducken sich, als würden sie immer erwarten, einen Schlag auf den Kopf zu bekommen. Wenn sie sagen: »Ich bin ja sowieso wieder schuld«, dann ist das nicht einfach rhetorisch oder gejammert, sondern entspricht ihrem Empfinden, ihrer Überzeugung, aber auch ihrer Erfahrung.

Deswegen reagieren sie auch meistens auf ihre Bezugspersonen so verletzbar und dünnhäutig. Depressive Menschen sind äußerst empfindlich und mimosenhaft und leicht gekränkt. Schnell sind sie eingeschnappt, und auch wenn sie es häufig gar nicht zeigen wollen – sichtbar und spürbar wird es allemal.

> Hätten sie nicht noch ihr Innenleben, ihr eigenes Leben, losgelöst von außen, dann wäre das Auslöschen ihrer Persönlichkeit total. Für dieses von außen losgelöste Leben aber zahlen sie einen hohen Preis. Die Angst vor dem Auslöschen, vor dem Nicht-mehr-Existieren wird ein Teil ihres brüchigen Lebensfundamentes.

Alles, was sie für sich selbst an Reichtum und Farbigkeit aufbauen, hat außen keine Entsprechung, nichts von dem, was sie sich an Bildern von sich und der Welt aufbauen, können sie als Stärke und Kraft im Außenleben leben. Es hilft ihnen für das Meistern in der realen Welt nichts, sondern es verstärkt nur die Diskrepanz zwischen ihrer Innenwelt und der Außenwelt. Es gibt ihnen weder Kraft, Selbstsicherheit noch Energie, sich für sich zu wehren und einzusetzen. Es erzeugt kein Potenzial für ein Umsetzen in Handlungen und verstärkt das Gefühl des Unvermögens und der Ohnmacht.

In ihrer eigenen Welt spüren sie sich, können sie etwas gestalten und formen, können sie grandiose Bilder und Geschichten von sich und einem anderen Leben entwerfen, können den Bildern Farbe geben. Dort leben sie, nur hat dieses Leben keinen Bezug zu außen. Es wird zwar immer wohnlicher, wärmer, die Welt draußen aber dadurch immer kälter und bedrohlicher und das Gefühl des Unverstandenseins umso schmerzlicher. Aber so halten sie sich am Leben. Dort formen sie ihre Bilder. Ihr Bild von sich, vom Leben. Dort ist der Ort, wo sie sich sammeln und aufbauen und wo sie sich immer wieder die Kraft holen zum Weiterleben. Und diese Kraft holen sie nicht von den vielfältigsten Bestätigungen, die sie immer wieder bekommen. Diese helfen ihnen nicht weiter, die sind für sie unbrauchbar, weil sie nicht wirklich davon betroffen werden. Und all dies geschieht in ihrer Einsamkeit mit all den Gefahren der Einseitigkeit, der Verstrickung und der Überforderung.

Denn es kostet Kraft, in zwei Welten zu leben und sich immer zurechtzufinden in der Welt draußen, sich immer wieder in die Kälte und das Ungeliebtsein zu begeben und zu spüren, dass das Leben nie so ist, wie sie es sich ausmalen und wünschen, dass sie nicht so groß und berühmt sind wie in ihrer Innenwelt und nicht so geliebt und bewundert werden wie in ihren Träumen.

> Ihre Wünsche können sie sich in der Innenwelt erfüllen, im wirklichen Leben aber werden sie immer unerfüllt bleiben. Zurück bleibt eine nie gestillte Sehnsucht. Eine Sehnsucht, die nicht hilft, das Leben zu überdenken und etwas zu verändern, sondern es ist eine Sehnsucht, die sie als Grundstimmung erleben, die sie als zu ihrem Leben gehörig betrachten, was später die depressive Grundstimmung ausmacht.

Konfliktvermeidung, Angst

Ein weiterer wichtiger Punkt in Zusammenhang mit der Herausbildung depressiver Muster ist die Art, wie Konflikte ausgetragen bzw. eben nicht ausgetragen werden. Die Kinder haben ihre Antennen dauernd nach allen Seiten gerichtet und orientieren sich an dem, was von außen kommt. Sie ziehen sich zurück, wenn sie spüren, dass etwas nicht gut ist, sie verkriechen sich, wenn dicke Luft ist. Sie streiten nicht, behaupten sich nicht, haben selten eine eigene Meinung, und wenn sie eine eigene Meinung haben, dann trauen sie sich nicht, diese durchzusetzen. Sie schaffen keine Probleme, und wenn es solche gibt, schweigen sie, gehen dem Konflikt aus dem Weg oder nehmen alles auf sich, damit ja kein Konflikt entsteht.

Die Kinder lernen Konflikte also so zu lösen, dass sie sie zu vermeiden suchen. Allem, was laut und aggressiv tönt, gehen sie aus dem Weg. Sie können sich dem Konflikt nicht stellen, auch deshalb, weil Konflikte genau das sind, wovon sie wissen, dass ihre Eltern sie nicht gebrauchen können. Mit der Zeit entwickeln sie dann selbst eine Haltung, keine Konflikte ertragen zu können, was ihnen aber nicht bewusst ist, und interpretieren ihr Verhalten nur in Bezug auf die Eltern: »*Ich ertrage keinen Konflikt, weil die Eltern keinen ertragen.*« Also lernen sie, Konflikte durch Aushalten, Stillsein und Vermeiden zu lösen.

Eine andere Strategie besteht darin, dass sie alles auf sich nehmen, nachgeben, auch wenn sie im Recht sind. Das ist für sie leichter, als sich durchzusetzen und die Schuld oder das Unrecht denen zuzuordnen, denen sie zuzurechnen sind. Lieber selbst im Unrecht dastehen, als sich für sein Recht einzusetzen und dafür einzustehen, so ihre Devise. Unrecht auf sich zu nehmen erspart den Konflikt und verhindert, dass der andere sich wehrt und man sich ebenfalls wehren muss. Vor allem aber ist ein Leben mit Konflikten unerträglicher als ein Leben ohne Konflikte. Mit Konflikten leben heißt, noch expliziter erfahren, dass es so nicht gut ist. Dann muss man noch mehr machen, sich noch mehr anstrengen, noch besser und noch lieber sein. Für solche Kinder ist das Austragen von Konflikten unmöglich, weil sie dadurch noch stärker erfahren als sonst, dass sie anders zu sein haben. Konflikte zeigen aber auch, dass sie ihrer Aufgabe, es den Eltern recht zu machen, nicht nachkommen, dass sie versagen.

Rückzug und nicht Angriff, Anpassung und nicht Widerstand wird zu ihrem Lebensmotto. Aggressiv zu sein getrauen sie sich nicht, erlauben sie sich aber auch nicht, denn das wäre ja genau das Gegenteil von dem, was sie die ganze Zeit machen. Und damit würden sie all das gefährden, woran sie die ganze Zeit arbeiten und sich abmühen. Es würde ihr ganzes Lebenswerk und die Grundlage ihres Leben zerstören. Dann wäre nichts mehr, dann wäre auch das kleinste Plätzchen noch gefährdet.

Hier sehen wir die Parallele zum Verhalten erwachsener depressiver Menschen. Diese sind, wie man so schön sagt, aggressionsgehemmt und konfliktvermeidend. Man kann gut beobachten, wie sich dieses Muster durchzieht, wie diese Menschen nach dem immer gleichen Muster leben und wie – damit zusammenhängend – vor allem ein Punkt wie ein roter Faden durch ihr Leben läuft und auch in der manifesten Depression deutlich zum Ausdruck kommt: *die Angst*.

Diese Angst äußert sich in der

– *Angst, zu versagen, nicht zu genügen.*
– *Angst, abgelehnt, nicht angenommen, nicht geliebt, nicht beachtet zu werden.*
– *Angst vor Konflikt, vor Aggression, Strafe, Liebesverlust.*
– *Angst, den momentanen Zustand, die momentane Ruhe, das Funktionieren zu gefährden.*
– *Angst, die gewohnten Abläufe, die sicheren Strukturen, den bekannten Boden zu gefährden.*
– *Angst, zu erfahren und bestätigt zu bekommen, dass man nicht geliebt wird, dass man nichts zählt, dass lieblos mit einem umgegangen wird.*

– *Angst vor dem Leben, vor allem Neuen und Fremden, Angst vor der Zukunft.*
– *Angst vor jedem neuen Kontakt.*
– *Angst, in sich und dem Leben nicht beheimatet zu sein.*
– *Angst vor sich, weil sie sich nicht trauen, nicht auf sich bauen und sich nicht vertrauen können.*
– *Angst, weil sie sich nicht spüren und deshalb bodenlos und grenzenlos sind und sie von der Angst umgeben und durchdrungen sind.*
– *Angst vor Nähe, vor emotionaler und körperlicher Berührung.*
– *Angst, sich zu verlieren, vor dem Nicht-mehr-Sein.*

Das »Helfersyndrom«

Die Kinder wissen, dass die Eltern nicht für sie da sind, sondern sie für die Eltern. Dieses Wissen ist kein verstandesmäßiges Wissen, sondern eine Gewissheit, die sie in sich tragen und die ihr ganzes Sein bestimmt. Es ist eine innere Überzeugung, die keiner Bestätigung bedarf. Man hat nicht einen Wert an sich, man wird nur in Bezug auf die anderen gesehen und erkannt. Dass sich so kein Selbstvertrauen und keine Selbstliebe entwickeln können, verwundert nicht.

Ihr Leben ist ein Bezogensein auf den anderen, haben wir einmal gesagt. Das bedeutet auch, dass diese Kinder sich völlig in andere einfühlen können, was sich später im Erwachsenenalter in gewissen Berufen als hohe Qualität erweisen wird. Sie brauchen keine Worte oder Gesten, sie spüren die Stimmung des anderen aus jeder Äußerung heraus. Als sie selbst, als eigene und autonome Persönlichkeiten, gibt es sie nicht, so absolut ist diese Abhängigkeit. Die Kinder sind so sehr bei den anderen, dass sie sich selbst gar nicht mehr richtig wahrnehmen und spüren. Sie spüren keine eigenen Bedürfnisse mehr, sie haben wie aufgehört zu existieren. Als Person existieren sie nur noch über das Helfen, das Dasein für die anderen, als Helfer der Bezugspersonen. Sie sind bezogen auf die anderen, aber sie stehen nicht in Beziehung zu ihnen. Sie leben beziehungslos und sie leben auch nicht ihr eigenes, unverwechselbares Leben. Ihr Leben ist durchkommen, einstecken und überleben. Darum ist die Einsamkeit so grundlegend. Die Kinder haben nicht nur ihre Eltern, sondern auch sich selbst verloren. Sie stehen weder in Beziehung zu sich noch zu den Eltern noch zur Welt. Das ist die totale Einsamkeit dieser Kinder und die tiefe, unfassbare Einsamkeit der depressiven Menschen. Das ist mehr und anders als Sich-allein-Fühlen, das ist grundlegender, tiefgehender und existenzieller als jede andere Form von Einsamkeit, das ist nicht zu vergleichen mit Stimmungen, die jeder kennt und die man so ausdrücken könnte: »Manchmal gibt es Stunden, in denen ich mich einsam fühle, in denen ich mich total allein fühle, wo es mir schlecht und mies geht.«

Es ist eine bodenlose, durch nichts zu füllende Leere und Verlassenheit, ein Nirgends-zu-Hause-Sein, ein totales Unbeheimatetsein, ein Zustand oder eine Grundstimmung, die mit nichts zu vergleichen ist, die man auch nicht kommunizieren kann, die für Außenstehende nicht nachvollziehbar oder nur in Ansätzen zu spüren oder zu erahnen ist.

Es ist einleuchtend, dass aus einer solchen Konstellation heraus die Kinder auch keine Forderungen stellen können, dass sie das, was sie für sich brauchen würden, nicht einfordern können. Sie können das auch deshalb nicht, weil sie nicht spüren, was sie brauchen, und weil das Miterleben und Mitfühlen mit einer anderen Person so umfassend und füllend ist, so zentral, dass sie sich selbst nicht wirklich spüren und daher auch nicht etwas für sich selbst wollen, geschweige denn fordern können. Daraus ergeben sich für das Kind schwerwiegende Konsequenzen: Zum einen lernt es nicht Nein zu sagen, was für seine weitere Entwicklung wichtig wäre. Und zum anderen – man könnte es auch als Bedingung für das Neinsagen ansehen, aber ich glaube, es ist als solches viel grundlegender – kann sich das Kind nicht abgrenzen. Und wer sich nicht abgrenzen kann, wer sich nicht wirklich als »ich« erleben und spüren kann, ist immer in einer gewissen Art hilflos und bedroht, ist immer ergriffen von einer Art Ängstlichkeit oder Angst. Wer sich nicht abgrenzen kann, trägt in sich immer eine Angst vor dem Leben, vor den Mitmenschen und vor dem Verlust des eigenen Ichs, dem werden Nähe und Distanz zu einem Problem und das Finden einer stimmigen und angstfreien Beziehungsgestaltung zu einer unlösbaren Aufgabe. Sicher aber ist so jemand immer in einem Zustand der Unsicherheit und Verletzlichkeit, für die es keine Möglichkeit des Selbstschutzes gibt, es sei denn den Rückzug, die Isolation oder die Selbstauflösung. Die Kinder identifizieren sich mit den Bildern, die man sich von ihnen macht, und versuchen, diesen möglichst nahe zu kommen.

Wenn sie sich nicht spüren, dann gibt es auch nichts, worauf sie sich verlassen können im Sinne von inneren Leitplanken, innerpsychischen Referenzgrößen oder einer inneren Evidenz: »So ist es, so ist das für mich, das gilt für mich, das ist richtig für mich«; es gibt dann nichts, worauf sie bauen oder sich beziehen können.

Solche Kinder spüren sich nicht wirklich, vertrauen sich nicht, lernen nicht, sich auf sich zu verlassen. Das bringt mit sich, dass sie sich nicht entscheiden können und sich in ihren Entscheidungen, wenn sie einmal doch solche treffen müssen, nicht auf sich verlassen können und in Unsicherheit oder Entscheidungslosigkeit verharren. Eindeutigkeit in dem, was sie wollen oder nicht wollen, gibt es für sie nicht. Auch später werden diese Kinder ihr Verhaltensmuster nicht verändern können, denn dazu braucht es eine Entscheidung und die Sicherheit, einen neuen Weg gehen zu wollen und zu diesem gewählten Weg stehen zu können. In ihrer allgemeinen Entscheidungsunfähigkeit werden sie außerstande sein, einen solchen neuen Weg zu gehen. Ihr subjektives Empfinden lässt keine Zweifel an der Richtigkeit ihres Selbst- und Weltbildes zu und genau das verunmöglicht auch eine Veränderung oder einen Lernprozess.

Überforderung

So, wie die Kinder nicht mehr spüren, was sie wollen, so spüren sie auch nicht, was sie für sich zum Leben und Gedeihen brauchen würden, was sie nötig hätten; sie spüren nicht, wenn etwas zu viel für sie ist, wenn sie überfordert sind und wenn sie sich selbst überfordern.

Ihr Leben ist eine Überforderung. Und mit dieser Überforderung ein ständiger Frust, ein ständiger Stress und damit ein Leben mit dauerndem Versagen und Ungenügen. Weil sie das nicht wirklich wahrnehmen und weil sie auch nicht in der Lage sind, sich von sich aus anders zu verhalten, bleiben sie in der Überforderung verstrickt, können diese nicht verändern, können aber auch keine Strategien entwickeln, diese abzubauen oder gar zu eliminieren. Das ist ihre Tragik und das wird auch im Erwachsenenalter so bleiben.

> **Deshalb spreche ich von einem depressiven Grundmuster. Und erst auf einem solchen in der Kindheit gelernten und automatisierten Verhaltens- und Haltungsrepertoire bildet sich die erwachsene Depression.**

Was verstehe ich unter »Muster« und »Systeme« – Begriffe, die ich so häufig verwende?

- Muster heißt, dass etwas immer gleich abläuft, gleiche Ausgangspunkte, gleiche Abläufe, gleiche Ergebnisse und gleiche begleitende Einstellungen und Bewertungen besitzt.
- Muster meint auch, dass bei den entsprechenden Abläufen der Wille oder das Bewusstsein, die Absicht und mögliche Beweggründe nur eine sehr geringe Rolle spielen.
- Muster laufen automatisch ab, nach immer gleichen Gesetzmäßigkeiten. Sie machen denjenigen, der nach diesen Mustern handelt, unfrei. Er kann gar nicht anders, als auf diese

Weise zu handeln. Versucht er, diese Muster zu verändern oder aufzugeben, dann bezahlt er das mit unguten und negativen Gefühlen, mit Unsicherheit und Angst und wird sehr schnell auf die alte Schiene zurückkehren.
○ Muster sind starre Fesseln, denen sich der Mensch zunehmend weniger entledigen kann, die mit der Zeit immer fordernder werden. Sie bestimmen zunehmend das Verhalten und der Betreffende wird zunehmend Marionette und Sklave dieser Muster.

Immer gleiches Verhalten hat die Tendenz, zu chronifizieren und sich zu verselbstständigen. Ist es zu Beginn ein bewusstes oder frei gewähltes Verhalten, so wird dasselbe in gleichen oder ähnlichen Situationen, wenn es sich immer wiederholt und verstärkt, zu einem Ablauf, der immer gleich verläuft, und es entwickeln sich Regeln und Gesetzmäßigkeiten, nach denen diese Funktionen ablaufen. Es sind Prozesse, die mit zunehmender Dauer immer starrer und rigider werden. Sie laufen zunehmend autonomer ab, werden unabhängiger von den ursprünglichen Situationen und breiten sich auf alle anderen Bereiche des Lebens aus. Je automatisierter die Abläufe, umso weniger bewusst sind sie dem betreffenden Menschen und umso selbstverständlicher betrachtet er sie. Sie werden zum ausschließliches Prinzip des Handelns. Wie weit das ständige Handeln und Denken in immer gleichen Bahnen auch hirnphysiologische oder sonstige körperliche Veränderungen zur Folge hat, kann ich nicht beurteilen. Ich bin aber überzeugt, dass es solche körperlichen Folgeschäden gibt, wobei sicher auch hier individuelle Unterschiede und unterschiedliche Dispositionen eine Rolle spielen.

Trauer und Liebe

Häufig überkommen die Kinder Gefühle der Einsamkeit, des Ungeliebtseins und der Trauer. Diese Trauer und Einsamkeit senken sich wie ein Nebel auf ihre Seele, dringen in sie ein und nehmen Besitz von ihnen. Vielfach ist es ein Hauch von Melancholie, der diese Kinder umgibt. Für andere auch spürbar als eine bestimmte Form von Ernsthaftigkeit und Ernst.

Nie aber gehen die Wünsche nach Beachtetwerden und Gehaltenwerden ganz verloren, genauso wenig wie das tief empfundene Verlangen, als Person wahrgenommen und geliebt zu werden. Auch wenn sie nicht immer präsent sind – sonst würden es die Kinder gar nicht aushalten, würden sie versinken in diesen Gefühlen und unfähig sein, überhaupt zu leben –, sind sie immer latent vorhanden und werden teilweise in den Träumen und Phantasien ausgelebt. Sie bleiben ihr ganzes Leben wach, wie auch ihre Nichterfüllung sie immer als Trauer und Schmerz begleiten wird.

Die Kinder leben mit diesen Gefühlen, sie werden als Teil von ihnen erlebt, aber sie überdecken niemals die Hoffnung und die Sehnsucht, dass es einmal ganz anders sein wird.

Diese Sehnsucht und dieser Glaube halten sie am Leben, sind die Triebfeder für ihr stetes Bemühen, ein guter Mensch zu sein und ein noch besserer zu werden. Sie tragen dazu bei, dass sie nie verzagen, sich immer neu anstrengen und immer noch besser und angepasster zu sein versuchen. Das führt auch dazu, dass sie immer wieder über das hinausgehen, was von ihnen erwartet wird, und dass sie sich überfordern. Diese Gefühle sind da, nicht aber das Bewusstsein oder der Glaube, dass sie einmal in Erfüllung gehen werden.

Was die Gefühle der Sehnsucht und der Hoffnung noch verstärkt, ist die Tatsache, dass niemand diese Gefühle hören und erfüllen will. Diese Kinder schweigen, halten alles unter Verschluss und leiden still und heimlich vor sich hin. Sie können nicht darüber reden, sie können sie nicht durch irgendetwas zum Ausdruck bringen, sie müssen allein damit fertig werden, fertig werden auch mit der Enttäuschung, in ihren Gefühlen nicht wahrgenommen zu werden, und mit der Notwendigkeit, mit diesen unerfüllten Gefühlen zu leben. In ihnen wächst die Überzeugung, dass man diese Gefühle nicht sehen will, dass sie keinen Platz haben und dass man sie besser für sich behält – dann wird man auch nicht noch mehr enttäuscht. Es ergibt sich mit der Zeit eine Haltung, die die Kinder folgendermaßen ausdrücken könnten, was sie aber sicher niemals tun werden:

»*Mir geht es nicht gut, aber das interessiert niemanden. Ich bin traurig, enttäuscht und einsam, aber niemand will es wissen, niemand nimmt mir das weg, niemand tröstet mich, nimmt mich in die Arme. Sie sehen mich nur als das Kind, das selbstständig und vernünftig ist. So will man mich sehen, das bin ich für die anderen. Und wenn ich noch mehr tue, noch lieber bin, dann könnte es sein, dass man mich liebt, aber wirklich daran glauben kann ich nicht. Was wäre denn das für ein Leben, wenn ich diese stille Hoffnung, diese Sehnsucht nicht mehr hätte.*

Diese Gefühle der Einsamkeit und die Hoffnung auf Erfüllung meiner Sehnsucht gehören zu mir, ich kenne nichts anderes. Wirklich traurig macht es mich nicht. Die Sehnsucht aber kann mir niemand nehmen, die lasse ich mir auch nicht nehmen.«

Obwohl sie die Erfahrung machen und tief in sich spüren, dass es immer so bleiben wird, geht eine geheime Hoffnung nie ganz verloren, dass sie einmal geliebt werden könnten. Mit der Zeit, wird diese Mischung aus Trauer, Resignation und Hoffnung zum Grundgefühl, das sie immer und überall begleitet. Sie wird ein Teil des Kindes. Sie sind still und werden noch stiller und in sich gekehrter.

Später einmal kann diese Tatsache des Unerfülltseins sie wirklich traurig machen und zum Weinen bringen. Später werden die Tränen, die sie jetzt nicht vergießen können, im Übermaß fließen.

Die Reaktionen der Kinder als depressionsbildende Faktoren 117

Es entsteht in ihnen das Bild, dass die Trauer nicht aufgelöst, die Sehnsucht nicht gestillt und sie in ihren Gefühlen nicht wahrgenommen und mit dem, was in ihnen an Stärke und Größe schlummert, nicht erkannt und respektiert werden. Sie übergehen ständig ihre Gefühle. Ihre Grundstimmung, die sie still werden lässt, die sie innehalten und trauern lässt, treibt sie ebenso an, so zu tun, wie wenn es sie nicht gäbe. Gefühle zählen nicht, wichtig ist, was man tut, nicht, was man fühlt und empfindet.

Und diese Muster werden so ausgebreitet und generalisiert, dass sie sich auf alles ausdehnen: Im Umgang mit anderen Leuten, bei Arbeiten, ja, in jedem Lebensbereich werden sie wirksam. Sie werden später in der erwachsenen Depression dafür verantwortlich sein, dass die betreffenden Menschen als souverän, selbstsicher und stark erscheinen, und man wird sie noch weniger als die, die sie sind, erkennen können.

Alles, was sie in sich an Stärken und Begabungen tragen, all die Schmerzen, die sie empfinden, weil sie sich nie wirklich erkannt fühlen, all die Qualen, die sie erleiden, weil ihnen nichts so leicht von der Hand geht, wie es von außen gesehen wird, alle Unsicherheiten, die sie bei sich auf Schritt und Tritt bemerken, und all die Ängste, die sie in sich tragen und verheimlichen, behalten sie bei sich. Das alles dringt nicht nach außen, bestimmt aber grundlegend ihr Lebensgefühl und ihr Grundempfinden.

Weil Gefühlsmäßiges nicht bedeutsam ist, sie dieses gar nie zeigen, kann von den anderen auch nicht erkannt werden, wie es ihnen gefühlsmäßig geht, spüren andere auch nicht, wenn sie überfordert sind, wenn sie Angst haben oder nervös sind. Auch aus diesem Grund werden sie später überschätzt und überfordert. Und weil im Berufsleben die Anforderungen so groß und so komplex sind, wird ihr Muster zur Falle und zur Quelle ständiger Überforderung.

Diese Kinder sind ständig gestresst, innerlich unruhig und gespannt, ständig am Aufholen und ihren Erwartungen nachrennend, und dies ständig mit dem Gefühl, es doch nicht zu erreichen, doch nicht nachzukommen und sich doch immer weiter bemühen zu müssen.

Sie merken selbst nicht, wann und dass sie unruhig und gespannt sind. Sie verzichten auch nicht auf eine Handlung, wenn sie sich diese nicht zutrauen, sie sind nicht mit weniger zufrieden, wenn sie zum Beispiel müde oder nicht in Form sind.

Nie ist etwas so, wie sie glauben, dass es sein müsste. Nie ist etwas fertig und abgeschlossen, nie bekommen sie das, was sie sich wünschen und was ihren Hunger nach Zufriedenheit, Ruhe und Anerkennung stillen könnte.

Sie lernen nie, ihre Gefühle zu zeigen, diese auszudrücken. So gibt es auch keine Möglichkeit, dass sie jemals von anderen erkannt und erfüllt werden. Und mit den Gefühlen meine ich all das, was sie selbst betrifft: Ärger, Freude, Wünsche, Erwartungen, Wut, Zorn und Aggression. Man kann auch sagen, sie lernen nie von sich zu sprechen. Das heißt, sie lernen es nie und sie können es nicht und sie wollen es auch nicht. Was bleibt, ist die immer währende Hoffnung, dass sie irgendwann einmal verstanden werden – und zwar ohne dass sie etwas dafür tun müssen, ohne dass sie sprechen oder etwas einfordern müssen. Einfach so – das ist ihre Sehnsucht – einmal wirklich so, wie sie sich fühlen und sehen, verstanden zu werden. Und es bleibt die Erfahrung, dass sie gar nicht verstanden werden können, dass ihre Wünsche nicht erfüllt und ihre Bedürfnisse nicht befriedigt werden. Und wenn sie doch einmal verstanden werden, wenn doch einmal ein Wunsch erfüllt wird, können sie es nicht annehmen und glauben. Für sie gilt all das, was sie an Zuwendung und Bestätigung erfahren, nicht ihnen als Person und kann ihnen deshalb auch keine Sicherheit und keine Befriedigung geben. Sie spüren richtig, dass Zuwendung und Bestätigung meistens nicht ihnen gilt, sondern ihr Verhalten meint, und deshalb treffen sie diese emotionalen Bestätigungen nicht in ihrem personalen Kern, kommen sie bei ihnen nicht als Zuwendung an, sondern als Verstärkung ihres Verhaltens.

Sie können aber auch nicht wirklich Liebe geben, weil sie nicht glauben können, dass andere diese Liebe von ihnen wirklich wollen, weil sie nie erfahren können, dass ihr Lieben andere freut, und dass ihre Liebe etwas an ihrem Leben verändert. Denn entscheidend ist, dass sie gar nicht wissen, was Liebe ist, wie sich das anfühlt, wie man das spürt, was es mit einem macht und was es auslöst. Sie wissen gar nicht, wie das ist, geliebt zu werden, und wie das ist, wenn man liebt.

Wer emotional abgelöst von der Welt leben muss, kann von ihr auch nicht berührt werden, wem Nähe Angst macht, kann Nähe auch nicht zulassen und wirkliche Nähe auch nie als etwas Positives erfahren.

Sie machen dauernd die Erfahrung, dass das, was sie für die Mutter empfinden, bei dieser nicht ankommt, dass sie nicht in die Arme genommen werden, dass ihre Liebe die Mutter nicht freut, dass nur das zählt, was sie tun. Dass aber auch alles, was sie für die Mutter tun, ihnen keine Liebe bringt und immer nur neu verstärkt, was sie schon lange als Bild für sich aufgebaut haben: »*Ich bin jemand, den man nicht lieben kann und dessen Liebe nichts wert ist.*«

Das Gleiche wird ihnen passieren, wenn sie als erwachsene Menschen in Beziehungen stehen. Dort wird dieses Muster noch deutlicher zum Vorschein kommen, weil es dort auch unmittelbar um das Geliebtwerden geht. Sie werden in Beziehungen stehen, diese suchen und doch nicht das erfahren, was sie wollen. Sie werden Liebe bekommen, diese aber nicht wirklich annehmen können und sich geliebt fühlen. Sie werden Liebe geben und doch nicht glauben, dass es Liebe ist, auch wenn diese noch so erwidert wird. Sie werden diese Liebe nicht wirklich in sich aufnehmen können und so wird diese Liebe nicht wirklich zum Tragen kommen. Und auch wenn sie geliebt werden, werden sie weiter auf der Suche nach der Liebe, nach ihrer wirklichen und gefühlten Liebe bleiben, nach einer, die sie ruhig und zufrieden macht. Sie bleiben ihr Leben lang in dem Gefühl gefangen, ungeliebt bzw. nicht geliebt zu sein. Und »gefangen«

heißt ohne Ausweg, ohne Hoffnung, aber mit einer kleinen Brise Sehnsucht, die nicht vergeht und die so klein ist, schon so lange lebt, dass sie zwar da, aber gleichzeitig ohne Hoffnung auf Erfüllung in ihnen lebt.

Was bleibt, ist nicht nur die Sehnsucht danach, geliebt zu werden, sondern im gleichen Maße der Wunsch, lieben zu dürfen, und die Erfahrung, dass ihre Liebe angenommen wird. Und es bleibt auch die Wehmut und die letztlich tiefe Überzeugung, dass das nie eintreffen wird, dass alles beim Alten und Gleichen bleibt. Und doch geben sie nie auf, zu hoffen und zu warten.

Tiefer und bodenloser können eine Trauer, eine Wehmut und Enttäuschung gar nicht sein. Wenn wir an dieser Stelle von einer menschlichen Tragödie sprechen, dann ist das sicher nicht übertrieben.

> Was immer den Kindern das Leben bringt, es geht an ihnen vorbei. Sie leben nicht wirklich, weil sie die Liebe nicht kennen, die Liebe, die trägt, die erfüllt und den Menschen leben, wirklich am Leben teilhaben lässt.

7. Kapitel
Sein oder Nichtsein – Kindheit und Depression

Wir haben jetzt viel über das Erleben und Verhalten der Kinder gehört, die später depressiv werden können. Vieles am Verhalten erwachsener depressiver Personen ist deutlicher geworden. Wir haben gesehen, wie selbstverständlich und normal diese Verhaltens- und Einstellungsweisen sich entwickeln, wie nachvollziehbar und verständlich sie uns sind, wenn wir uns die Situation der Kinder vorstellen. Nichts Krankhaftes oder Abnormes können wir feststellen.

Wir sehen Kinder, die das Bestmögliche aus der Situation herausholen, die, um sich zu schützen, um zu leben und zu überleben, Verhaltensweisen und Einstellungen und Denkmuster annehmen, die es ihnen ermöglichen, sich in diesen Situationen zurechtzufinden und zu wachsen. Sie machen nichts anderes als andere Kinder auch: Sie passen sich an, entwickeln Strategien zum Überleben, versuchen, sich so zu verhalten, wie es für sie das Beste, Vorteilhafteste und Möglichste ist. Sie passen sich den Umständen an, um für sich optimale Bedingungen zur persönlichen Entwicklung zu finden. Und hier zeigt sich schon ein sehr markanter Punkt: Entsprechend der Weise, wie die Eltern auf das Kind eingehen, entwickelt sich eine reaktive Form der Gestaltung der Umwelt und nicht eine aktive und offensive. Jede Entwicklung geschieht in der Wechselwirkung zwischen Kind und Bezugspersonen und Kind und Umgebung. So auch bei unseren Kindern, nur zeigt sich, dass es bei ihnen auf eine ausgeprägt andere Art passiert.

Diese Kinder entwickeln sich

- durch einseitige und ausgeprägte Anpassung,
- durch Bildung eines negativen Selbstbildes und einer negativen Bewertungskultur,
- mit geringer Ausformung von Identität und Autonomie,
- ohne Etablieren eines Grundvertrauens,
- mit geringer Entwicklung eines eigenständigen Selbstwertes,
- ohne Ausrichtung auf eine starke und gesunde Persönlichkeit hin.

Diese Formulierungen könnten auch für eine Definition oder Charakterisierung des depressiven Menschen stehen. Auch die folgende Feststellung entspricht seinem Bild. Diese Kinder *reagieren* nur und genau das werden sie auch später tun. Sie sind Meister des Reagierens und der Anpassung. Sie versuchen nichts Unmögliches, sondern versuchen, mit den ihnen zur Verfügung stehenden Mitteln, mit ihren Möglichkeiten zum Denken und zum Erfassen der Situationen, sich in einer Art zu arrangieren, wie es ihnen entspricht, wie es für sie möglich und für sie lebbar ist.

So gesehen verhalten sie sich wie andere Kinder, die das tun, was sie können und wie es für sie das Einfachste ist. Dass der Weg, den sie wählen und entsprechend ihrer Art wählen müssen, in eine Depression führen kann, ist ihre Tragik. Nie aber haben sie das Bewusstsein, einen besonders ausgefallenen Weg zu gehen. Sie tun, was sie können und wie es von ihnen verlangt wird. Das ist alles.

Dass wir beim erwachsenen depressiven Menschen alle diese Muster wieder vorfinden, ist nicht ungewöhnlich. Ungewöhnlich ist nur, dass wir sie in dieser Klarheit und Reinheit wieder vorfinden, mit nur geringen Abweichungen und Modifikationen. Das ist auffallend und zeigt, wie starr und unbeweglich diese Muster sind, wie wenig sie sich verändern, trotz zunehmenden Alters, also anderer äußerer Anforderungen und neuer Erfahrungen. Es zeigt, wie wenig anpassungsfähig diese Verhaltensweisen sind, wie stark auch und wie wenig neue Lernerfahrungen sie beeinflussen können.

Die meisten dieser Verhaltensmuster zeigen sich also später als Verhaltensweisen erwachsener depressiver Menschen. Das ist das Erschütternde und Beängstigende an diesen Mustern.

> Mit anderen Worten: Die depressiven Grundmuster, die in der Kindheit angelegt werden, verändern sich praktisch nicht. Sie bestimmen das Verhalten dieser Menschen das ganze Leben hindurch.

Wenn ich im Folgenden diese Verhaltensweisen und Einstellungen noch einmal aufführe, so deswegen, weil es wichtig ist, sich das Leben dieser Kinder genau vor Augen zu führen, zu verstehen, was sie tun und weshalb sie es tun. Ich mache es auch deshalb, weil darin in aller Deutlichkeit und Klarheit die *depressiven Überforderungsmuster* sichtbar werden, und dies wiederum in einer Eindeutigkeit, wie wir sie im Verhalten erwachsener depressiver Menschen nicht mehr so klar feststellen können. Dort ist vieles versteckter, verschwommener und verzerrter. Aber es sind die gleichen Muster und Strukturen. Und es sind die entscheidenden Muster, Muster, die überfordern, die Menschen in dieser Überforderung laufend verstärken und die eine Depression ausmachen und ihr das bei aller Verschiedenheit der individuellen Ausprägungen unverwechselbare und einmalige Bild verleihen.

Das Leben der Kinder ist bestimmt und geprägt durch das Erfüllen von Erwartungen. Das wird von ihnen weder reflektiert noch hinterfragt und es gibt auch kein Aufbäumen oder keinen Widerstand dagegen. Sie gehen davon aus, dass die anderen im Recht sind, Erwartungen zu haben und sie durchzusetzen. Bei den Erwartungen, die sie zu erfüllen haben und glauben erfüllen zu müssen, stehen an erster Stelle: problemlos und pflegeleicht zu sein, zufrieden auch mit dem, was sie an Zuwendungen bekommen. Genügsamkeit gehört auch dazu.

Das System von Erwartungen, in dem die Kinder stecken, wird immer umfassender und absoluter, automatischer und verinnerlichter. Es wird zur zweiten Natur, zur eigentlichen Persönlichkeit dieser Menschen und damit zum ausschließlichen, handlungsprägenden und lebensbestimmenden Faktor. Das ständige Erfüllen von Erwartungen prägt entscheidend das Leben und die Persönlichkeit der Kinder.

> Die tatsächlichen oder vermeintlichen Erwartungen, die an sie gestellt werden, werden allmählich zu eigenen Erwartungen. Sie erfüllen diese, obwohl sie damit kein Mehr an Zuwendung und Bestätigung erhalten.
> Es gibt für sie keine Unterscheidung zwischen wichtigen und weniger wichtigen Erwartungen: Es gibt nur Erwartungen und die sind alle gleich bedeutsam. Erwartungen nicht zu erfüllen bezahlen sie mit Schuldgefühlen und Angst. Ihr Leben ist bestimmt vom Müssen und nicht vom Wollen.

Ich weiß, es ist erschreckend, diese Aufzählung lesen zu müssen, wenn man sich vorstellt, wie es diesen Kindern zumute sein muss. Es tut weh, zu sehen, wie eingeschränkt und auch eingeschüchtert diese Kinder leben und wie einschränkend und einengend sich das auf ihr späteres Leben auswirkt, und zwar immer so, dass es von niemandem bemerkt wird. Und doch ist es wichtig, sich die Merkmale ihres Verhaltens, das Eigentümliche und Grundsätzliche ihrer Situations- und Lebensbewältigung vor Augen zu führen. Mich wundert immer wieder, wie klar die späteren Strukturen schon im frühen Kindesalter sichtbar sind und wie nachvollziehbar das spätere depressive Leben sich herauskristallisiert. Den depressiven Menschen über seine Kindheit zu verstehen, über sein Verhalten und Erleben in der frühen Kindheit scheint mir ein sehr effizienter Weg zu sein.

Die Kinder übernehmen die Verantwortung für die Eltern, für deren Leben und für das Wohl der ganzen Familie. Auch wenn das aus der Sicht der Eltern nicht notwendig ist, tun sie es trotzdem. Für die Stimmung und Atmosphäre der Familie sind und fühlen sie sich verantwortlich. Sie sorgen dafür, dass sich ihre Mutter und/oder ihr Vater bzw. die Familie als ganzes System immer im Gleichgewicht befinden. Das verhindert, dass sie sich in sich, im Leben und in Beziehungen verwurzeln können, verunmöglicht den Aufbau einer Grundsicherheit und eines Grundvertrauens und schafft eine Grundstimmung von Angst, Bedrohung und eine allgegenwärtig latente Verunsicherung. Dabei erscheinen sie stärker, als sie wirklich sind, und deshalb wird auch immer zu viel von ihnen erwartet, werden sie auch von anderen ständig überfordert oder missbraucht.

Es ist erschreckend, wie diese Menschen über sich hinweggehen, sich physisch und psychisch vernachlässigen, schinden und überfordern. Es ist erschreckend, wie wenig Verantwortung sie für sich selbst übernehmen können, wie wenig sie von sich wissen und wie sehr sie sich damit schaden. Sie spüren und kennen ihre Wünsche und Bedürfnisse sehr schlecht. Sie merken lange nicht, wenn für sie etwas zu viel wird, wenn etwas für sie nicht stimmt. Sie verlieren zunehmend die Fähigkeit, sich selbst zu fragen und auf sich und ihr Inneres zu hören. Die Worte »Ich will« sind für sie fast unmöglich auszusprechen. Für ein eigenes Wollen fehlt auch die Energie, und das eigene Wollen wird immer weniger wichtig, weil das Wollen vom Müssen überdeckt und verdrängt wird. Ihre innersten und wichtigsten Bedürfnisse getrauen sie, aus Angst vor Enttäuschung, Abwertung und Zurückweisung, gar nicht zu äußern.

Ihre ganze Aufmerksamkeit ist nach außen gerichtet. Sie lernen nicht, zu sich zu schauen, Verantwortung für sich zu übernehmen und für sich Sorge zu tragen. Sie lernen auch nicht, Nein zu sagen oder Bedingungen zu stellen, geschweige denn, Forderungen an andere bei sich zu spüren. Für sich selbst können sie nichts einfordern, nichts verlangen, weil sie nicht fühlen, was sie wollen, weil sie es bei sich selbst nicht wahrnehmen können. Sie sind sensibel und feinfühlig, ohne dass ihnen diese Charakterzüge selbst zugute kommen. Sie dienen nur den anderen, dienen nur dazu, andere noch besser zu erfassen und sich entsprechend auf sie einzustellen.

Auch die folgende Charakterisierung vervollständigt das Bild der Kindheit dieser Kinder und zeigt, wie umfassend und absolut die Muster sind und wie umfassend wirksam sie das Leben dieser Kinder prägen. Sie zeigen, wie dicht und unentrinnbar das Netz ist, in dem sie sich bewegen, und auf welche Weise dieses Netz immer dichter und unentrinnbarer gewoben wird. Sie zeigen die ganze Verletzlichkeit dieser Kinder und ihren Rückzug auf sich selbst. Die Kinder gehen nicht vorwärts, sind nicht offensiv und offen, sondern ziehen sich zurück und schaffen sich eine eigene Welt. Sie ziehen sich emotional auf sich selbst zurück und tun so, als würden sie weder Bestätigung noch Zuwendung erwarten. Sie geben sich so, als könnten sie ohne Liebe auskommen und sich selbst genügen. Sie ziehen sich zurück und führen ein Eigenleben. Sie igeln sich emotional ein: Sie versorgen sich selbst, sie halten sich im Gleichgewicht, sie geben sich Kraft und Mut zum Weiterleben, sie trösten und sie motivieren sich. Ihre ureigenste Emotionalität und Persönlichkeit pflegen sie nur für sich selbst. Sie machen alles mit sich selbst aus und brauchen die Mitmenschen immer weniger.

Sie führen ein Doppelleben: ein reiches, farbiges und privates Innenleben und ein Leben draußen, die beide nichts miteinander zu tun haben. Sie leben gleichzeitig in ihrer Innen- wie in der Außenwelt. Ihr Innenleben gehört ihnen, das kommunizieren sie nicht, das geht niemanden etwas an. Es ist immer auch Rückzugsort. Dort wird nichts erwartet, dort gibt es kein richtig oder falsch. Es ist eine Insel, die sie mit niemandem teilen, die sie nicht verteidigen oder rechtfertigen müssen.

Den innersten Kern, die geheimsten Gedanken und Gefühle behalten die Kinder für sich, teilen sie nicht mit, wie sie allgemein nicht bereit und in der Lage sind, über ihre wirklichen Gefühle zu sprechen. Die Kraft, die sie aus ihrem Innenleben schöpfen, reicht nicht aus, um sich im Leben anders zu positionieren. Sie scheinen voll im Leben zu stehen, manchmal sogar scheinbar mehr als andere, und doch haben sie sich von diesem Leben irgendwo verabschiedet. Diffus spüren sie in sich ständig Gefühle der Bedrohung und der Angst, die sie defensiv, zurückhaltend und vorsichtig der Welt begegnen lassen.

Sie sind für die anderen nicht fassbar. Man kennt sie nicht und muss sie deshalb auch verkennen.

Im Leben depressiver Menschen geht sehr viel um Negatives: negative Bewertungen, negative Stimmungen und Einstellungen. Das alles wird auch in der Kindheit zugrunde gelegt. Das Negative im Leben depressiver Menschen zeigt sich nicht zuletzt im äußeren Bild der Depression.

Das Leben für diese Kinder ist deshalb so schwierig, weil sie alles auf sich beziehen. Es geht immer um Sein oder Nichtsein. Obwohl sie nur für die anderen da sind, geht es bei allem um sie: Sie fühlen sich sofort angesprochen, in Frage gestellt, und deshalb können sie auch nie etwas leicht nehmen, ist alles immer gewichtig und wichtig.

Sie beziehen alles auf sich. Obwohl sie ausschließlich auf die Bezugspersonen und die anderen Menschen ausgerichtet sind, dreht sich alles um sie selbst. Sie wirken psychisch robust und sind doch dünnhäutig und mimosenhaft: D.h., die Verletzungen werden nicht vergessen, sie häufen sich an. Es sind Menschen, die nie vergessen und verzeihen können.

Sie fühlen sich sofort betroffen und aufgefordert zum Reagieren. Sie sind immer auf dem Sprung, immer bereit zu reagieren. Jede Äußerung der anderen hat für sie den Charakter einer Aufforderung zum Handeln, ob diese es nun so meinen oder auch nicht. Äußerlich wirken sie ruhig und innerlich sind sie gespannt, nervös und immer auf dem Sprung, das ist ihr Grundmuster.

Jede noch so geringe negative Stimmungsäußerung der anderen Menschen, auch wenn diese nichts mit ihnen zu tun hat, interpretieren sie als negative Bewertung ihres Verhaltens und ihrer Person. Sie beziehen Negatives auf sich und Positives auf andere.

Bei ihnen wird alles sofort grundsätzlich. Es geht immer um alles oder nichts, um Sein oder Nichtsein. Eine Trennung zwischen Handlung und Person gibt es nicht. Eine Kritik am Verhalten bedeutet für sie ein In-Frage-Stellen und Nichtannehmen ihrer ganzen Person.

Wie stark die Muster der Überforderung sind, in denen sich diese Kinder bewegen, und wie sie sich ständig neu überfordern, zeigen auch die folgenden Verhaltensweisen. So ist es unglaublich mit anzusehen, was solche Kinder sich aufladen, ohne dass sie es selbst oder ihre Umgebung wahrnehmen. Dass diese Kinder ständig über ihre Verhältnisse leben und sich Gewalt antun, liegt auf der Hand. Dass es einmal zu viel wird, erstaunt nicht. Erstaunlich ist nur, dass dies nicht viel früher passiert, und tragisch ist, dass so viel passieren muss, bis es offensichtlich und für alle wahrnehmbar wird, dass alles zu viel ist für sie.

Sie müssen so viel tun und das nicht mit den besten Voraussetzungen. Sie gehen geschwächt ins Leben und müssen schon deshalb mehr Kräfte mobilisieren als andere. Nur merken das weder sie selbst noch andere. Sichtbar werden wiederum ihre Rückzugstendenzen, ihr defensives und ängstliches Verhalten, das sie an den Tag legen und das alles noch viel schwieriger macht, als es sonst schon ist.

Diese Kinder fühlen sich ständig als Versager, obwohl sie alles recht zu machen versuchen.

Ihre negative Selbstbewertung ist ständig präsent und sie fühlen sich immer wie in einer Prüfungssituation, auf die sie sich schlecht vorbereitet haben und die für sie zwangsläufig negativ ausfallen muss.

Es gibt aus ihrer Sicht und der Art, wie sie Bewertungen und

Rückmeldungen interpretieren, nie positive Erfahrungen und dadurch keine Änderung ihrer Sichtweise und ihrer Bilder von sich. Positive Rückmeldungen werden nicht wahrgenommen, und wenn sie sie doch einmal zulassen, vermögen sie nicht, das Negative zu relativieren. So werden sie zunehmend resistent gegenüber positiven Rückmeldungen anderer Menschen und wirken undankbar denen gegenüber, die es gut mit ihnen meinen.

Es wird eine Angst vor Nähe grundgelegt und damit ein angstfreier Umgang mit Nähe und Distanz verbaut. Nähe hat etwas Bedrohliches für sie.

Sie streiten nicht mit den Eltern, gehen den Konflikten aus dem Weg, ziehen sich zurück und nehmen alles auf sich, nur um einem Konflikt auszuweichen. Sie zeigen ein konfliktvermeidendes Verhalten. Ihr Konfliktverhalten erschöpft sich darin, noch mehr auszuhalten, noch angepasster zu werden und mögliche Erwartungen noch besser erfüllen zu können. Eine besondere Art der Konfliktvermeidung ist das Übernehmen der Schuld. Indem sie alles auf sich nehmen, verhindern sie mögliche Aggressionen oder Konflikte.

Die negativen Bilder bleiben bestehen und werden fortlaufend zementiert. Die Kinder fühlen sich machtlos, bei anderen Positives zu bewirken oder eine negative Sicht in eine positive zu verändern. Das Kind lernt, dass man an dem gemessen wird, was man tut, und nicht, wie man ist. »*Ich bin, was ich tue, wie die anderen mein Tun erleben und bewerten. Ich bin, wie die anderen mich sehen und wollen.*« Es entwickelt das Bild von sich, von Beziehungen und der Welt aus den Augen und mit den Maßstäben der anderen. Seine Selbsteinschätzung und seine Sicht der Welt sind durch nichts und niemanden zu beeinflussen.

Verhalten und Stimmungen werden zugrunde gelegt, aber auch ihr Befinden in sich und in der Welt bekommt die Farbe und das Gesicht aus dieser Zeit. Grundstimmungen und Grundgefühle werden geformt und prägen die emotionale Seite der

Persönlichkeit, ihre emotionale Verfassung als Person und als Mensch in dieser Welt. Es werden Stimmungen geformt, die den Menschen jenseits seiner jeweiligen Situationen und Verfassungen umgeben und tragen. Und diese Stimmungen sind so grundlegend, weil das Selbstgefühl, die Identität und das Selbstvertrauen dieser Kinder so angeschlagen sind. Auf diesem Boden sind keine anderen als negative und belastende Stimmungen möglich, ist kein offensives »In-der-Welt-Sein« denkbar.

Die Fähigkeit und Selbstverständlichkeit, sich einmal auch für sich und gegen andere zu entscheiden und sich durchzusetzen, wird nicht zugrunde gelegt, und der Aufbau der Identität bekommt keine Konturen, die für das spätere Leben wichtig wären. Die Kinder überfordern sich und werden durch ihr Verhalten, durch das Bild, das sie gegen außen vermitteln noch zusätzlich überfordert. Und diese Überforderungen haben einen Preis, hinterlassen Spuren, die kaum mehr gutzumachen sind.

Die Kinder können aufgrund der ständig negativen Überflutung kein Selbstvertrauen und keine positive Lebenseinstellung aufbauen. Ihr Lebensgefühl bleibt negativ. Die fehlende Selbstsicherheit, der verschwindend kleine Selbstwert, der fehlende Stolz auf sich und die geringe Zufriedenheit mit sich sind einerseits Bedingung und andrerseits Ergebnis dieses Lebensgefühles. Sie entwickeln kein Urvertrauen in die eigene Person und auch kein Vertrauen in die Welt und in die Zukunft. Die Entwicklung geht nur in Richtung Anpassung und Verlust der eigenen Identität, und zwar sowohl der personalen wie der geschlechtlichen. Es fehlt ihnen an Boden, an Fundament und an Verwurzelung. Sie bauen sich keine klare, feste und unabhängige Identität auf, können sich daher auch nicht abgrenzen und klar ihre Bedürfnisse von denen anderer unterscheiden.

Sie lernen nicht, sich zu entscheiden oder eine eigene Meinung zu bilden und diese durchzusetzen. Es entwickelt sich kein Bewusstsein, eigenständig entscheiden und selbstbestimmend handeln zu können.

Die Kinder werden durch die ständige Überforderung psychisch deformiert, nehmen Schaden, der erst viel später sichtbar wird und dann als persönliches Versagen und als Schuld erlebt wird. Sie sind ihren Mustern und den Erwartungen der Außenwelt zunehmend ausgeliefert. Die anderen und das, was diese wollen und denken, wird immer wichtiger als sie selbst. Ihre Anpassung verdeckt ihre Bedürftigkeit und Verletzlichkeit, aber auch ihr Leiden am Leben. Sie sind ein Musterbeispiel an Anpassung, Genügsamkeit, Selbstverleugnung und ungewollter Opferbereitschaft.

Weiter fällt bei diesen Kindern die Art ihres Reagierens auf. Die Art, wie sie leben, formt ihren Charakter, bestimmt ihren Lebensstil und lässt Stimmungen und Gefühle entstehen, die wesentlich zu diesen Menschen gehören. Sie werden ein Teil ihrer Persönlichkeit, machen einen Großteil ihrer Wirkung und ihrer Ausstrahlung aus. Sie sind Ausdruck ganz entscheidender und traumatischer Lebenserfahrungen. Sie durchdringen jede Seite ihres Lebens und prägen maßgebend das Verhalten und die Einstellung zu sich und der Welt.

> Das ständige Erfüllen von Erwartungen, das Verharren im Negativen und in einem negativen Selbstbild wird zum *Lebensstil*, wird zu einem alles bestimmenden Muster. Das Verhalten der Kinder entwickelt sich mit all den negativen Bildern und dem speziellen Umgang mit Positivem und Negativem zu einem *depressiven Lebensmuster*:
>
> ○ Ihre Einsamkeit ist grenzenlos.
> ○ Sie sind nicht in sich und dieser Welt verankert, finden in ihr keinen Halt und keine Geborgenheit.
> ○ Sie lernen nicht, für ihre Gefühle Worte zu finden und sich auf dieser Ebene mitzuteilen. Damit bleiben ihnen auch wirkliches Verständnis und Anteilnahme vorenthalten.
> ○ Diese Kinder geben sich keinen Wert. Sie erfahren sich nicht als wertvoll und wichtig. Alles, was ihnen einen Wert

> geben könnte, wehren sie ab. Sie erleben Beziehungen nicht als wertgebende und Bestätigung vermittelnde Form des Zusammenlebens. Akzeptanz und Wert sprechen sie den anderen zu, nicht aber der eigenen Person. Die Überzeugung ist fest verankert und wächst, dass die anderen besser sind, dass die anderen etwas haben, was sie nicht haben und was sie nie erreichen können.

Etwas, was ganz wesentlich zu den depressiven Menschen gehört und auch etwas zu ihrer Wirkung auf andere Menschen beiträgt, ist, wir erwähnten es bereits, die *Sehnsucht*, die sie in sich tragen. Es ist die Sehnsucht nach etwas, was sie immer vermissten, nie erhielten, und die doch nie ganz stirbt. Sie formt ganz wesentlich ihr Grundbefinden mit. Es ist eine Art von Melancholie, die diese Menschen umgibt und die auch in glücklichen und ausgelassenen Momenten nicht verschwindet. Es ist eine Sehnsucht nach Frieden und Ruhe in ihnen, die bis zur Todessehnsucht weiter wachsen kann. Das ist etwas, was man häufig bei depressiven Menschen antrifft: Sie hängen nicht am Leben und ihr Fatalismus ist kein gespielter. Es kommt alles, wie es kommen muss, und ändern kann man es auch nicht.

Eine nie zum Schweigen zu bringende Sehnsucht nach Sicherheit, Stabilität und Beständigkeit tragen sie in sich, eine, die Ruhe und Gelassenheit geben könnte und die Kräfte freisetzt für sie und für ihr Leben. Es ist ein ständiges Verlangen danach, beachtet und geliebt zu werden. Sie sind erfüllt von diesem Wunsch, für jemanden wichtig zu sein. Sie möchten in die Arme genommen werden und sich anlehnen und ausruhen dürfen. Es ist eine Sehnsucht nach Nähe und Geborgenheit, eine Sehnsucht auch nach etwas, von dem sie spüren, dass es wichtig wäre für ihr Leben und dass sie es für sich und ihre Entwicklung brauchen würden.

Teil 4
Das erwachsene depressive Verhalten

8. Kapitel
Der Weg von der kindlichen zur erwachsenen Depression

Schon in der Kindheit fängt der Prozess an, in dem die Maschen einer latenten Depression immer enger und ganzheitlicher gestrickt und die Gefängnismauern der Depression immer höher, dicker und unüberwindbarer werden. Eine logische Fortsetzung ist die chronische Erschöpfung, dann der Zusammenbruch mit dem Auftreten der manifesten Depression bis hin zu Zuständen, die wir als Endzustände einer depressiven Entwicklung bezeichnen.

In der von uns in den vorherigen Kapiteln des Buchs beschriebenen Kindheit beginnt die Depression also latent, aber schon mit allen Zeichen und Charakteristiken, mit allen Verhaltensweisen und Einstellungen einer erwachsenen, manifesten Depression.

Am Anfang überfordern sich diese Kinder selbst und mit dem Etablieren dieses Musters verselbstständigt sich dieser Prozess – die Kinder sind eingeschlossen in einer permanenten Überforderung – sie sind gefangen in ihren Überforderungsmustern.

Das Tragische und Beklemmende an der Depression ist, dass sich alles, was in der frühen Kindheit zugrunde gelegt wurde, zunehmend mehr in der Persönlichkeit dieser Menschen niederschlägt und sie prägt, oder wertend gesagt: Die Persönlichkeit deformiert.

Im Grunde sind es aber nur vier Veränderungen im Laufe des Lebens dieser Kinder, die maßgebend sind:

1. Die Verarbeitungsmuster werden verstärkt, verfeinert und intensiviert.
2. Die Reaktionsmuster werden ausgeweitet und verabsolutiert.
3. Diese Muster werden Teil der Persönlichkeit und schaffen die depressive Persönlichkeit.
4. Die Muster bestimmen auf diese Weise allumfassend das Leben und formen damit eine grundlegend depressive Lebensstrategie.

All das, was wir im Kapitel über die Reaktionsweisen dieser Kinder auf ihre familiären Situationen beschrieben und aufgezählt haben, bleibt weiterhin wirksam und handlungsbestimmend, verfestigt sich im Laufe der Zeit, bleibt weiterhin unbemerkt aktiv und lebensbestimmend im Erwachsenenalter und wird schmerzhaft offensichtlich in der manifesten Depression.

Was wir bei einem solchen Menschen in der KINDHEIT sehen können:

- die Muster der Überforderung,
- die Muster der Reaktionen auf die Umwelt,
- die Muster der Verarbeitungen,
- die Einstellungen und Haltungen,
- die Selbstbilder mit ihren verschiedenen Aspekten der Wertlosigkeit,
- das Sich-nicht-Spüren und Sich-nicht-ernst-Nehmen,
- die besondere Art des Denkens und Fühlens,
- der Umgang mit sich selbst,
- die Einstellungen sich selbst gegenüber als Person und bezüglich des eigenen Verhaltens,

zeigt sich all die Jahre hindurch in der LATENZDEPRESSION, d.h. schon lange, bevor eine Depression manifest geworden ist. Alle die Jahre hindurch ist der betreffende Mensch diesen Mustern unterworfen. Sein ganzes Denken, Fühlen und Handeln ist von diesen Mustern geprägt und wird von ihnen gesteuert. Er erlebt und bezeichnet sich aber nicht als depressiv.

Ganz deutlich allerdings zeigt sich dieses Geschehen erst in der MANIFESTDEPRESSION, wenn sich der betreffende Mensch nach gleichen Mustern und Maßstäben zu verhalten versucht, ihm dies aber nicht mehr gelingt. Zwar versucht er trotz allen »Nicht-mehr-Könnens« weiterhin nach seinen Mustern zu leben, um mit den gleichen Mitteln, die ihn in die Depression brachten, wieder aus der Depression zu kommen. Er müht sich ab, mit den gewohnten Einstellungen und Haltungen seine Enttäuschung und seine Ängste in den Griff zu bekommen, und versucht krampfhaft, sich so zu verhalten, als würde es die Depression nicht geben. Denn das Scheitern seiner Lebensstrategien kann er nicht akzeptieren, in seiner Kraft- und Hilflosigkeit kann er sich nicht annehmen; sich gehen lassen und aufgeben kann er nicht und sich von seinen Ängsten auffressen lassen will er nicht. Also versucht er alles, um wieder in sein gewohntes Funktionieren zu kommen. Die Lösung seiner Situation ist für ihn klar und eindeutig: Er muss wieder der werden, der er war. Davon ist er überzeugt, das versucht er immer wieder und gibt auch nie auf.

Und so ist ein wesentlicher Teil der manifesten Depression:

○ zu wollen und doch nicht zu können.
○ zu müssen und doch nicht mehr zu mögen.
○ aufgeben zu wollen und doch nicht zu können.
○ das Sichergeben in der Situation und diese doch nicht zu akzeptieren.

Konkret bedeutet dies, dass der oder die Depressive entsprechend der depressiven Muster immer weiter machen muss, niemals aufgeben darf und auf der anderen Seite erschöpft ist, ausgelaugt, am Ende und nicht mehr kann. Das Resultat ist eine Pattsituation: Der depressive Mensch ist gelähmt und versucht andererseits trotzdem immer wieder, weiterzumachen, er kann nicht nach- und nicht aufgeben, muss immer wieder einen Anlauf nehmen, auch wenn er immer und immer wieder scheitert. Obwohl er immer von neuem die Erfahrung macht, dass es nicht mehr geht, es immer länger dauert, bis er sich von seinen Enttäuschungen und seinem Scheitern erholt, versucht er auf dem gleichen Gleis weiterzufahren.

Wohl lassen mit der Zeit die Anstrengungen nach, versucht er es weniger, aber aufgeben kann er nicht. Mehr und mehr spielen sich das Wollen und Müssen im Kopf ab, werden es mehr Vorsätze und Selbstanfeuerungen als tatsächliche Versuche. Er oder sie kann und darf nicht einsehen, dass sein oder ihr gewohntes Verhalten nicht mehr funktioniert.

Dazu kommt, und das macht den Widerstand gegen das Zusammenbrechen der depressiven Muster so speziell, dass dieser aussichtslose Kampf auf dem Hintergrund eines physischen und psychischen Zusammenbruchs ausgetragen wird. Deshalb auch die Nähe zum Tod, zum Suizid. Die Wahrscheinlichkeit, dass sie oder er nicht mehr leben will, erschöpft ist vom ewigen Kampf und die Ruhe und den Frieden sucht im Tod, ist darum so hoch. Man will ausbrechen aus dem depressiven Zirkel, mag nicht mehr kämpfen und weiter um sein Leben ringen.

Der depressive Mensch, der nicht den Weg in den Tod wählt, kann und mag auch nicht mehr, er ist erschöpft, müde vom ewigen Kampf und Stress. Für ihn aber geht der Kampf weiter: Er ist am Ende, er hat sich aufgegeben und muss doch weitermachen. Er ist traurig und enttäuscht und kann sich doch nicht ergeben. Er glaubt nicht an eine Besserung und muss doch mit allen Mittel kämpfen. Er ist müde und erlaubt sich doch nicht, müde zu sein.

Er versagt und kann es sich doch nicht eingestehen. Er bräuchte Hilfe und Unterstützung und kann diese doch nicht annehmen.

Der Mensch in der Manifestdepression erträgt es nicht:
- *sich als der zu erfahren, der nicht mehr kann, der die eigenen Erwartungen und die der anderen nicht mehr erfüllen kann und der den eigenen Ansprüchen nicht mehr genügt.*
- *sich auch als der zu erfahren, der der Angst ausgeliefert ist, der von Panikzuständen geplagt wird, der müde und ohne Initiative und Energie ist.*
- *wenn er nicht mehr so handeln kann, wie er es gewohnt ist.*
- *wenn er sich nicht mehr als der erfährt, der die Kontrolle über sich und sein Handeln ausüben kann.*
- *wenn er sich hilflos und ohnmächtig erfährt.*

Denn nicht mehr mögen heißt für ihn, nie mehr die Kraft haben, heißt, dass es nie mehr sein wird wie vorher, heißt auch, immer und jederzeit nicht mehr können, nicht mehr wollen, heißt ebenso, alles verloren zu haben und im Leben keinen Sinn mehr zu sehen.

Zu einer manifesten Depression kommt es also, wenn die Überforderung zu nachhaltig, die Belastung zu groß, der Kraftverbrauch zu massiv, die Müdigkeit zu tief, die Angst zu groß, die Verzweiflung zu stark wird und die Regeneration nicht mehr greift.

Für einen Menschen in einer manifesten Depression ist es schwierig, sich zu verstehen und Gründe zu finden, weshalb er depressiv geworden ist, oder wie Depressive fragen: »Warum gerade ich?«

Es ist deshalb schwierig, weil diese Gründe so weit zurückliegen, die erworbenen Muster für ihn nicht sichtbar sind und sie trotzdem Teil der Persönlichkeit wurden und deshalb auch nicht als etwas Fremdes und Belastendes erlebt werden können. Deshalb gelingt es ihm auch nicht, stichhaltige und für ihn nachvollziehbare und einleuchtende Gründe zu finden. Auf die wahren Ursachen seines leidvollen Zustandes kommt er nicht.

Und wenn man berücksichtigt, wie viel Energie zunehmend aufgebracht werden muss, um überhaupt das Leben meistern zu können, wenn man daran denkt, wie lange es gehen muss, damit mit diesen Mustern jemand nicht mehr kann und mag, dann versteht man auch, weshalb die Depressionen so lang und tief andauern und warum es so lange dauert, bis sich jemand auch nur ein wenig erholt hat. Erschwert wird Letzteres nicht zuletzt deshalb, weil die depressiven Menschen mit den gleichen Mustern, mit der gleichen Ungeduld und mit den gleichen überhöhten und starren Erwartungen und Einstellungen, die sie in die Depression geführt haben, diese bei sich zu überwinden versuchen.

Die Muster überfordern ständig, entlassen den Menschen nicht aus der Überforderung, weil der betreffende Mensch nur diese Muster kennt und weil er keine anderen zur Verfügung hat, um den Teufelskreis der Überforderung zu durchbrechen. Deshalb ist das, was diese Kinder in ihrer Kindheit lernen, so tragisch.

Sich ständig zu überfordern, ständig überfordert zu werden und keinen Ausweg aus diesem Teufelskreis zu finden macht die DEPRESSIVE PERSÖNLICHKEIT aus.

Mit allen ihnen zur Verfügung stehenden Mitteln versuchen die Menschen, den Zusammenbruch zu verhindern, die manifeste Depression zu vermeiden. Sie versuchen es mit den Verhaltensweisen, die sie kennen, und darum kann das Ergebnis nur das sein, was sie mit aller Kraft gerade nicht wollen. Und das ist ihre Tragik, dass sie keine anderen Möglichkeiten kennen und in ihren Mustern stecken bleiben. Anders gesagt, aber nicht despektierlich gemeint: Sie sind wie ein gefangenes Insekt in einem Spinnennetz. Je mehr sie versuchen sich zu befreien, umso mehr verstricken sie sich, umso mehr Kraft brauchen sie und umso tödlicher ist die Falle, in der sie sich befinden.

Das Verhalten depressiver Menschen

Nachfolgend eine Auswahl von Verhaltensweisen depressiver erwachsener Menschen, abgeleitet von bestimmten Überforderungsmustern, die deutlich machen, wie vielfältig die Verästelungen und Ausdifferenzierungen und wie mannigfaltig die Variationen depressiver Muster sind.

Es gibt keinen Bereich in ihrem Leben, keine noch so banale Situation, keine noch so selbstverständliche und gewohnte Arbeit, keinen Moment in ihrem Alltag, in denen die depressiv machenden Muster nicht aktiv sind. Es gibt kein Ausruhen von den Überforderungen, kein zeitweiliges Time-out – die Muster sind überall und jederzeit in den verschiedensten Ausformungen wirksam. Je nachdem werden einzelne Aspekte stärker erlebt, werden andere mehr als Einschränkung und als prägender erfahren. Für den einen sind die Muster stärker erlebbar bei der Arbeit, für die andere mehr im Umgang mit anderen Menschen, und bei einer dritten steht vielleicht stärker im Vordergrund ihr Bemühen, ein guter Mensch zu sein. Es gibt also unterschiedlich erlebte Profile depressiven Erlebens, die aber alle geprägt und bestimmt sind von den gleichen Grundmustern der Überforderung.

Entscheidender als einzelne Verhaltensweisen aber ist die GESAMTHEIT DER MUSTER von Einstellungen, Haltungen und Verhalten, die überfordern und das naht- und lückenlose Zusammenspielen aller depressiven Muster, die ein in sich geschlossenes System und eine Lebensstrategie der Überforderung bilden.

Dabei ist es unglaublich, wie komplex und vielfältig diese Systeme geschaffen sind, und es zeigt sich, dass es so einleuchtend wie logisch ist, wenn die betreffenden Menschen keinen Weg finden können, diese zu verändern, auch wenn sie noch so deutlich spüren, dass ihr Verhalten ihnen schadet und sie ins Verderben führt.

> Depressive Menschen gehen nicht auf ihre Gefühle ein, nehmen sich nicht ernst und geben sich als Person keinen Wert und keine Bedeutung:

- *Sie erkennen die eigenen physischen und psychischen Grenzen nicht.*
- *Sie merken auch nicht, wenn die psychische oder emotionale Belastung zu groß wird.*
- *Sie können nicht über ihre Gefühle oder ihr emotionales Befinden sprechen. Es ist ihnen daher meist auch nicht möglich, sich zu erklären, mögliches Unbehagen zu verbalisieren und innerpsychische bzw. zwischenmenschliche Spannungen aufzulösen.*
- *Sie nehmen auch alle die Gefühle, die in einer Partnerschaft oder während einer Handlung auftreten nicht ernst: Angst, Unsicherheit, Druck, Spannung, Verzweiflung, Selbstzweifel.*
- *Sie übernehmen für alles und alle die Verantwortung, nicht aber für sich selbst. Für die anderen muss es stimmen, nicht für sie.*
- *Sie sind verletzlich und sensibel, nicht aber bezüglich des eigenen Befindens.*
- *Reale und adäquate Selbsteinschätzung fehlt.*
- *Sie können, wenn etwas zu viel wird, keine Notbremse ziehen, keinen Gang zurückschalten und können sich die Arbeit auch nicht richtig einteilen. Es gibt bei ihnen kein vernünftiges Dosieren der Kräfte.*
- *Sie wollen zu viel, in zu kurzer Zeit und zu viel auf einmal.*
- *Sie besitzen keine inneren Alarmsignale, kein innerpsychisches Frühwarnsystem.*
- *Wie es in ihnen aussieht, zeigen sie nicht, ihre Gefühle offenbaren sie nicht und so gut wie nichts von dem, was ständig in ihrem Kopf vorgeht, erfahren andere Menschen.*
- *Sie leiden unter der Diskrepanz zwischen dem, was sie fühlen, und dem, wie die anderen sie sehen. Sie ertragen schwer ihr Gespaltensein: auf der einen Seite die innere Befindlichkeit, die inneren Kämpfe, all die Unsicherheiten und Verunsicherungen*

und auf der anderen Seite die Sicherheit, Ruhe und Gelassenheit, die sie auszustrahlen versuchen.
– Das »Tun als ob« und das »Tun wie wenn« kostet sie sehr viel Kraft.
– Sie spüren, dass sie nicht wirklich als die, die sie sind, wahrgenommen werden und können doch nichts daran ändern.

Depressive Menschen sind geleitet von einem internalisierten System von Erwartungen an sich und das Verhalten, das sie unfrei und unflexibel macht:

– Dieses System ist überall und jederzeit wirksam und ohne Ausnahmen und Einschränkungen gültig und verbindlich. In der Freizeit und der Freizeitgestaltung ist es nicht weniger dominant als bei der Arbeit, höchstens noch weniger offensichtlich erkennbar.
– Immer und überall haben sie den Eindruck zu müssen, meinen sie, dass etwas von ihnen erwartet wird.
– Sie stehen unter dem permanenten Eindruck, dass sie allgemein in ihrem Leben, am Arbeitsplatz oder in der Beziehung dominiert und bevormundet werden, dass sie nie selbst bestimmen und entscheiden können. Weil sie nicht darüber sprechen oder ihre Situation auf eine adäquate Weise klären können, verändert sich für sie nie etwas. Häufig reagieren sie auf ihr Umfeld gereizt und empfindlich und neigen nicht selten zu punktuellen aggressiven und unkontrollierten Affektäußerungen und Impulshandlungen.
– Sie fühlen sich nie wirklich frei.
– Die Wahrnehmung und Einschätzung von Situationen und Aufgaben ist verzerrt, was ein gezieltes und adäquates Einsetzen der Kräfte verunmöglicht.
– Jedes »Jetzt« wird zu einem »Immer« und ein »Nicht« zu einem »Nie« und »Nie mehr«.
– Die realistische Einschätzung des Aufwandes für eine Leistung wird verzerrt und verunmöglicht eine gerechte Beurteilung seiner Qualität.

- Das internalisierte System verunmöglicht, die Leistung zu erbringen, zu der sie imstande wären.
- Sie fühlen sich gedrängt, sich so zu verhalten, dass die anderen auf ihre Rechnung kommen und dass diese zufrieden sind. Häufig spüren sie, dass sie dabei zu kurz kommen und auf der Strecke bleiben. Äußerungen, die sie dafür brauchen, zeigen das deutlich: »Und wo bleibe ich? Und wo bin ich?«
- Sie sind im Kopf nie wirklich frei, sich nur auf die gegebene Situation einzustellen.
- Sie sind nicht genügend frei und flexibel, sich veränderten und unerwarteten Umständen anzupassen.

> Das System der Überforderung beinhaltet auch ganze Systeme von Bewertungen und Grundeinstellungen, die jedem Handeln, Denken und Fühlen innewohnen:

- Es zählen nur die eigenen Maßstäbe; was andere denken oder sagen, hat keinen Einfluss auf ihre Bewertungen.
- Die Messlatte ist immer zu hoch.
- Sie fühlen sich durchweg negativ, positive Beurteilungen ihres Handelns gibt es für sie nicht.
- Sie müssen immer alles so genau und perfekt und auf solche Weise machen, wie sie glauben, dass sie es machen müssen, so dass sie häufig perfektionistisch, pedantisch und unflexibel erscheinen.
- Sie sind vielfach übertrieben verantwortungsbewusst.
- Sie finden immer etwas, was noch besser hätte sein können.
- Sie lassen kein Selbstvertrauen, keine Selbstsicherheit, aber auch keinen Stolz und keine Genugtuung zu.
- Gemachte Erfahrungen zählen nicht, auf diese können sie nicht bauen. Sie vermitteln keine Sicherheit und suggerieren keine Zuversicht.

> Depressive Menschen können sich nicht abgrenzen, nicht nein sagen und tun sich schwer mit Entscheidungen. Es gelingt ihnen nicht, eine eigene, unabhängige Position im Leben einzunehmen:

- *Sie erlauben sich nicht, eine Aufgabe auch einmal nicht anzunehmen oder Bedingungen zu stellen.*
- *Sie können und dürfen nicht aufhören, wenn etwas zu viel für sie wird, wenn etwas unnötig oder zu schwierig ist.*
- *Sie spüren nicht, wenn weniger mehr wäre.*
- *Sie können nicht unterscheiden zwischen wichtig und unwichtig, zwischen nötig und unnötig, zwischen dem, was jetzt, oder dem, was später gemacht werden kann.*
- *Sie können unter Druck nicht eines nach dem anderen machen. Sie sehen immer den ganzen Berg vor sich.*
- *Die Angst ist ihr ständiger Begleiter: Fehler zu machen, die Arbeit nicht bewältigen zu können, nicht zu genügen, sich zu blamieren, Schwächen zu zeigen.*
- *Sie leben mit der ständigen Befürchtung, dass die anderen merken könnten, dass sie nicht so gut sind, dass sie Unsicherheiten und Zweifel haben, dass sie sich noch mehr Mühe geben müssen, dass es nicht einfach, locker und souverän vor sich geht.*
- *Sich eine eigene Meinung zu bilden, diese zu vertreten oder gar gegen Widerstand durchzusetzen macht Angst, und zwar dermaßen, dass sie es meist gar nicht versuchen.*
- *Konstruktiv und nicht verletzend streiten können sie nicht, wie sie überhaupt jedem Streit aus dem Weg gehen.*
- *Sie nehmen alles auf sich, stecken scheinbar alles ein, machen alles mit, um ja jeden Konflikt zu vermeiden.*
- *Nach außen hin wirken sie souverän und eigenständig, im Innern aber fühlen sie sich ständig unter Druck, lieb sein zu müssen, geschätzt und für gut befunden zu werden.*
- *Sie sind häufig gute Zuhörer, um nicht eine gegenteilige Meinung vertreten zu müssen.*
- *Sie können sich dermaßen in andere einfühlen, auf andere ein-*

gehen, dass sie gar nicht oder wenn, dann zu spät merken, wie sie alles Schwere des oder der anderen in sich aufnehmen und sich selbst belasten und überfordern. Realisieren sie, dass sie sich zu sehr eingelassen haben, können oder getrauen sie sich nicht, eine für sie tragbare Distanz zu schaffen.
- Es ist für sie sehr schwierig, in Beziehungen eine für sie gute und lebbare Balance zwischen Nähe und Distanz zu schaffen. Entweder fordern sie zu viel Nähe oder gehen zu sehr auf Distanz. Zu große Nähe kann aber auch unvermittelt und für niemanden nachvollziehbar in zu große Distanz und Abgrenzung einfach »umkippen«.

Depressive Menschen können keine Hilfe annehmen:

- *Sie müssen alles allein machen, bauen nur auf sich, können nicht delegieren und nicht abgeben.*
- *Andere um Hilfe oder Unterstützung bitten geht nicht.*
- *Fremde Hilfe annehmen bedeutet für sie das Eingeständnis eigenen Versagens und der eigenen Unfähigkeit.*
- *Sie können und wollen sich nicht auf sich verlassen und müssen es doch, weil sie sich auf andere noch weniger verlassen können.*
- *Sie können Schwierigkeiten, Unsicherheiten und Probleme nicht zugeben.*
- *Wenn sie unter Druck stehen, geht alles noch viel schlechter. Dann haben sie noch weniger Distanz zur Arbeit, spüren sie noch weniger, wenn sie ans Ende ihrer Kräfte kommen, dann müssen sie alles noch sturer und pedantischer machen und können noch schlechter abgeben oder einteilen.*
- *Weil sie etwas nicht abgeben können, machen sie weiter, auch wenn die Kraft fehlt. Dadurch überfordern sie sich in einem Maß, was sie sich dann wiederum zum Vorwurf machen.*
- *Weil sie nichts abgeben oder delegieren können, werden sie ständig überschätzt und von den anderen im guten Glauben allein gelassen, dass sie es schon allein schaffen, was sie wiederum als Geringschätzung erleben oder so, als würden sie im Stich gelassen.*

> Sie können keinen Punkt setzen und so auch nicht zur Ruhe kommen:

- *Sie sind ständig gestresst, ständig in innerer Unruhe.*
- *Sie befinden sich immer in einem inneren psychischen Ausnahmezustand.*
- *Ihr Lebensmotto scheint zu sein: immer weiter, ohne Pause, ohne Ruhe, ohne Unterbrechung.*
- *Ihr psychischer und physischer Motor ist ständig überhitzt. Sie können nicht abschalten, nicht etwas stehen lassen.*
- *Sie sind wie getrieben, ständig in einer inneren Spannung, ständig wie unter Strom.*
- *Sie können auch nicht etwas genießen, bei etwas verweilen.*
- *Sie wirken äußerlich ruhig und überlegen, innerlich aber brodelt es.*
- *Sie können nicht loslassen. Immer sind sie getrieben von Erwartungen, von Programmen, die sie sich vornehmen, von Zeitlimits, die sie sich setzen. Es gibt immer etwas, was sie noch erledigen müssen, etwas, was nicht warten kann, was unbedingt gemacht werden muss.*
- *Freie Zeiten sind nicht einfach frei, sondern müssen für dieses oder jenes eingesetzt und optimal genutzt werden.*
- *Nichts tun bewirkt Schuldgefühle, schafft Selbstvorwürfe, undiszipliniert und faul zu sein.*
- *Gelassenheit ist für sie ein Fremdwort.*

Bei all den aufgezeigten Verhaltensweisen, Haltungen und Einstellungen zeigt sich nicht nur, wie fein das Netz der Überforderung gesponnen ist, sondern auch, wie es sämtliche Lebensbereiche des depressiven Menschen umfasst und in seine alltäglichsten Handlungen verwoben ist. Es fällt nicht schwer, nachzuvollziehen, wie schwer und mühsam das Leben für den betreffenden Menschen ist, mit all dem, was sich in ihm abspielt, nach außen hin gleichzeitig so sicher und selbstbewusst aufzutreten. Sich ständig als dermaßen gespalten zu erfahren und immer wieder den Spagat zu machen zwischen innen und außen, zwischen dem, wie sie oder er sich sieht und erfährt, und dem, was sie oder er in ihrem oder seinem Verhalten und Auftreten zum Ausdruck zu bringen versucht, kostet unendlich viel Energie und macht Angst, Angst, irgendwann einmal die Kraft nicht mehr zu haben und als Schauspieler und Falschmünzer entlarvt zu werden. Dass es früher oder später zu einem Zusammenbruch kommen muss, ist mehr als nur logisch und plausibel, denn mit einem solchen immensen Aufwand auf so unsicherem Boden mit einem dermaßen geringen Selbstwertgefühl kann langfristig niemand leben.

> Bei allem, was sie tun, ist bei den depressiven Menschen die Messlatte zu hoch. Sie fordern immer nur das Maximum von sich und immer zu viel:

- *Eine Anpassung an die äußere Realität ist nicht möglich: Sie müssen etwas so machen, wie sie es immer schon gemacht haben.*
- *Es gibt keine Möglichkeiten, ein Vorgehen zu wählen, das ihnen ihr Verhalten vereinfachen würde und zuließe, ihren Möglichkeiten entsprechend zu handeln.*
- *Sie können eine Arbeit nicht locker und spielerisch nehmen.*
- *Fünfe gerade sein zu lassen ist für sie ein Ding der Unmöglichkeit, etwas liegen zu lassen geht auch nicht.*
- *Obwohl sehr sensibel bezüglich Dritten sind sie in ihrer Art häufig auch überfahrend und ungeduldig.*

> Was immer sie tun, sie tun es mit den Gedanken: »*Hoffentlich gelingt es mir, die Arbeit so zu machen, dass die anderen nicht merken, wie schlecht ich bin.*«

- *Sie handeln in einem ständigen Gefühl des Versagens, des Nichtgenügens.*

- *Sie tun alles ohne innere Überzeugung, ohne Sicherheit und Selbstvertrauen, deshalb zwar mit riesigem Einsatz, aber ohne wirkliches Engagement und wirklicher innerer Beteiligung.*
- *Gemachte Erfahrungen zählen nicht. Jedes Mal ist das erste Mal.*
- *Positive Rückmeldungen bleiben nicht hängen, auf ihnen kann nicht aufgebaut werden.*
- *Sie können sich noch so Mühe geben, ihre Selbstbeurteilung bleibt dennoch negativ.*

> Was immer sie tun, sie machen es ohne Selbstvertrauen, ohne Selbstsicherheit:

- *Bei allem, was sie tun, steht ihre Existenz auf dem Spiel. Es geht bei allem um sie selbst, um Sein oder Nichtsein, um alles oder nichts.*
- *Sie sind immer in der Defensive, immer auf Abwehr, immer in Erwartung von Kritik und Strafe.*
- *Sie sind dünnhäutig, verletzlich, schnell gekränkt und beleidigt, fühlen sich sofort schuldig und nicht angenommen.*
- *Der kleinste Fehler wird zum Zeichen des Ungenügens und Versagens, das geringste Zögern wird zum Anlass, sich abzuwerten und fertig zu machen, und schon die kleinste Unsicherheit zur Bestätigung der eigenen Unfähigkeit.*
- *Alles, was nicht rund läuft, beziehen sie auf sich.*
- *Sie fühlen sich schnell in Frage gestellt und abgewertet.*
- *Jede noch so sachliche Kritik empfinden sie als Abwertung ihrer Person und brauchen unendlich lange, wieder Boden unter die Füße zu bekommen.*
- *Sie bewegen sich immer wie auf Eis, das jederzeit brechen kann, und deshalb muss alles mit noch mehr Energie, mit noch mehr Konzentration und Aufmerksamkeit erledigt werden. Deshalb darf es auch kein Nachlassen und keine Nachlässigkeit geben und kein Ausruhen und keine Gelassenheit.*

- *Sie erleben sich als nicht interessant, als langweilig und glauben, auch von anderen so wahrgenommen zu werden.*
- *Sie sind in Beziehungen ohne festen Boden und ohne klare Position.*
- *Sie sind sehr lieb, weich und warm und plötzlich wieder kalt und lieblos.*
- *Sie sind sehr nah und doch sehr fern.*
- *Es gibt keine konstante Nähe, keine verbindliche Nähe und Intimität.*
- *In sozialen Situationen sind sie ruhig, zurückhaltend, unauffällig, möchten aber gern Mittelpunkt sein und beachtet werden.*
- *Sie unterordnen sich schnell, möchten aber, wenn sie sich getrauen würden, gern Macht und Einfluss haben.*
- *Sie haben häufig nicht die berufliche oder gesellschaftliche Position, die ihren Möglichkeiten und ihren geheimen Wünschen entsprechen würde.*

> Bei allem, was sie machen, ist ihre Selbstbewertung erbarmungslos und absolut:

- *Es gibt keine Entschuldigung, keine mildernden Umstände, Ausnahmen werden nicht toleriert.*
- *Besondere Umstände werden nicht berücksichtigt, es geht immer um alles, und daher gibt es auch keine Entlastung, kein Verzeihen und kein Verstehen. Von ihrer Einschätzung lassen sie sich nicht abbringen und ihre Selbstbewertung nicht korrigieren.*
- *Rücksicht nehmen auf sich selbst, auf ihre Kräfte, auf ihr Leistungsvermögen können sie nicht.*
- *Sie sind ihr einziger Richter und als solcher gnadenlos.*
- *In ihrer Selbstkommunikation sind sie entweder stumm oder unerbittlich.*
- *Sie sind erbarmungslos, lieblos und destruktiv in ihrer Selbsteinschätzung und Selbstbeurteilung.*
- *Anerkennung, ohne etwas zu leisten, gibt es nicht.*

- *Wohlwollen und Ehrlichkeit sprechen sie den anderen, wenn diese sich positiv äußern, ab.*
- *Sachkompetenz wird den anderen nur, wenn diese sich negativ äußern, zugestanden.*

Haltungen, Einstellungen und Verhaltensweisen gehen so ineinander über, bedingen sich gegenseitig, sind Ursache und Wirkung in gleichem Maße, dass man den Punkt wirklich nur treffen kann, wenn man von einem System von Mustern und Strukturen spricht, die überfordern und sich bündeln zu einer *Strategie der Überforderung* und zu einer eigentlichen *depressiven Lebensstrategie*.

Die depressiven Menschen treiben aufgrund dieser Strategie einen ständigen Raubbau an ihren physischen und psychischen Kräften.

Das sind zusammengefasst die Wege, wie sich die kindlichen Muster weiterentwickeln: wie sie sich im Laufe der Kindheit entwickeln, die depressive Persönlichkeit formen, sich als depressive Lebensstrategie zementieren, in der Latenzdepression unbemerkt weiterwirken und ausweiten, sich später in der erwachsenen manifesten Depression als Scheitern und Zusammenbruch zeigen und sich fortsetzen können in die depressiven Endzustände.

9. Kapitel
DEPRESSIVE PERSÖNLICHKEIT UND DEPRESSIVE LEBENSSTRATEGIE

Die Muster der Überforderung schaffen zusammen und in sich eine so klare, festgelegte und eindimensionale Form der Lebensgestaltung und Lebensformung, lassen dabei nur einen so kleinen Spielraum für freie und individuelle Entscheidungen, bestimmen so sehr die gesamte Lebenseinstellung und färben das Lebensgefühl so einschneidend, dass man geradezu von einer eigentlichen LEBENSSTRATEGIE sprechen kann.

Im gleichen Maße prägen und formen sie im Laufe der Jahre so umfassend und einschneidend die gesamte Person des depressiven Menschen, dass man von Menschen mit einer derartigen Entwicklung von einer *depressiven Persönlichkeit* sprechen muss.

Und dieser Persönlichkeitsstruktur wollen wir uns in diesem Kapitel zuwenden:

> Bestimmte, prägende Verhaltensmuster, die konstant und immerfort das Individuum überfordern, bilden das Grundmuster der depressiven Persönlichkeit. Immer auf dieselbe Art auf die Umwelt reagieren, sich und die anderen dauernd auf die gleiche Weise sehen, ständig dieselben Gefühle empfinden, laufend in diesem Verhalten bestärkt und in dieser Weise bestätigt werden formt diese Person und verfestigt sich in dem, was wir als depressive Persönlichkeit bezeichnen.

Was können wir weiter über die depressive Persönlichkeit aussagen? Hier einige wenige Feststellungen, die sich aus unserer Betrachtung aufdrängen:

Eine depressive Persönlichkeit ist eine durch die depressiven Verhaltens- und Beziehungsmuster geprägte Persönlichkeit, die in früher Kindheit ihren Anfang nimmt und wie auf einem Gleis immerfort dieselbe Richtung geht. Deshalb ist es auch nicht entscheidend, ob diese Person von ihren Stimmungen her als depressiv erkannt und eingeschätzt wird und ob sie sich selber als depressiv bezeichnet.

Eine depressive Persönlichkeit kann eine Person sowohl mit einer latenten wie mit einer manifesten Depression sein. Entscheidend ist die depressive Lebensstrategie mit ihrem zugrunde gelegten Überforderungsmuster. Gefühlsmäßig erleben depressive Persönlichkeiten ihr Leben so, dass sie es gar nicht wirklich leben, kaum je selbstbestimmt handeln, am Leben vorbeileben und »vom Leben« gelebt werden.

Von daher erscheint es mir auch nicht übertrieben, wenn wir aufgrund dieser Prägungen, die den Menschen in seiner Ganzheit, in seinem Verhalten zu sich, der Welt und dem Leben gegenüber entscheidend beeinflussen, von einer depressiven Persönlichkeit sprechen. Dies könnten wir allerdings nicht, wenn wir die depressive Symptomatik allein an ihren sichtbaren Manifestationen messen würden, ob es dann die emotionalen Begleiterscheinungen oder die negativen Wahrnehmungen oder die negativen Denkmuster sind.

Müdigkeit und Leistung

Auch im Folgenden geht es um grundlegende Muster depressiven Verhaltens. Es spielt, wie wir nun schon wiederholt gesehen haben, sowohl in der Latenz- wie in der Manifestdepression die gleichen Melodien, dasselbe Lied. Nehmen wir das Beispiel, wenn jemand müde ist.

Müde sein ist an und für sich noch nicht Ausdruck einer depressiven Selbstüberforderung.

Ein Mensch kann deshalb müde sein, weil er viel gearbeitet und wenig geschlafen hat. Er kann auch müde sein, weil er sich über längere Zeit in einer schwierigen Situation befindet, die ihn zunehmend erschöpft, aber auch, weil er während längerer Zeit angespannt und verspannt ist. Er kann auch müde sein, weil er eine Grippe noch nicht richtig auskuriert hat und daher geschwächt ist.

Die *depressive Müdigkeit* zeigt sich nun, wenn Haltungen und Verhaltensweisen prägend und einflussreich sind, die den Umgang des Menschen mit dieser Müdigkeit entsprechend einem eingefahrenen Muster bestimmen:

– *Wenn der betreffende Mensch sich nicht erlaubt, müde zu sein.*
– *Wenn er sich nicht gestattet, sich endlich einmal von der Müdigkeit zu erholen.*
– *Wenn er sich trotz der Müdigkeit zwingt, etwas, das er sich vorgenommen hat, in der gleichen Art, der gleichen Zeit, mit gleichem Einsatz und mit der gleichen Absolutheit, Dringlichkeit und Notwendigkeit zu erreichen, als wäre er ausgeruht und bei Kräften.*
– *Wenn er die Müdigkeit nicht annehmen kann, um sich neu zu orientieren, sein Vorgehen zu modifizieren.*
– *Wenn er sich sogar noch Vorwürfe macht wegen seiner Müdigkeit und wegen ihr noch unbarmherziger und strenger mit sich umgeht.*
– *Wenn er sich in seiner Müdigkeit nicht versteht, sie nicht als Bestandteil seines jetzigen Zustandes akzeptiert und nicht bereit oder in der Lage ist, sie in die Beurteilung seiner Arbeit zu integrieren.*
– *Wenn er die größere Mühe, das langsamere Tempo, die größeren Konzentrationsschwierigkeiten nicht als Ausdruck seiner Müdigkeit sehen will, sondern sich deswegen verurteilt und abwertet.*

Depressive Persönlichkeit und depressive Lebensstragie

– *Wenn er die jetzige Situation als Bestätigung nimmt für sein Versagen und seine Unfähigkeit an sich.*
– *Wenn er die Müdigkeit als Zeichen seiner Wertlosigkeit wertet und sich aufgrund der Müdigkeit selbst zum Problem wird.*

> Wenn der betreffende Mensch mit sich hart und lieblos, nach vorgefassten und unveränderbaren Mustern, die stärker seinen aktuellen Zustand bestimmen als die Müdigkeit selber, umgeht und ohne Rücksicht auf seine physische und psychische Befindlichkeit handelt, dann ist er depressiv.
> Es geht nicht mehr um die Müdigkeit, sondern es geht darum, dass er sich in dieser Müdigkeit nicht akzeptiert und dass er sie als zwangsläufige und zur momentanen Situation gehörige Reaktion nicht annehmen kann und will.

Der Depressive lässt die Müdigkeit nicht gelten, was auch seine weiteren Aktivitäten beeinflusst. Er kann nicht annehmen, dass er vielleicht dadurch mehr Zeit aufwenden, sich mehr aufraffen muss, weniger motiviert und freudig bei der Arbeit ist. Die verschiedenen Auswirkungen der Müdigkeit macht er zu *seinem* Problem und stilisiert sie hoch zu einem Beweis für sein grundsätzliches Verhalten und zur Bestätigung für seine grundlegende Unfähigkeit und Wertlosigkeit.

Weitere grundlegende Muster der depressiven Überforderung werden hier sichtbar:

○ Ein aktuelles Verhalten wird zum Zeichen der grundsätzlichen Unfähigkeit und Wertlosigkeit.
○ Die Leistungsprobleme sind Aufhänger für das persönliche Versagen.
○ Die eigenen Erwartungen und Maßstäbe ans Verhalten sind nicht korrigierbar. Sie sind hart und unbarmherzig und haben ihre Form unabhängig von der jeweiligen Situation.
○ Die Müdigkeit des depressiven Menschen ist auf dem Hintergrund der Überforderungsmuster logisch und zwingend.

Ein solcher Umgang mit der Müdigkeit befreit den Menschen nicht von ihr. Es gibt kein Ausruhen, kein Nachgeben und keine Erholung: Die Müdigkeit wird zu einem Dauerzustand, zu etwas, was den Menschen nie ganz verlässt. So kann er nie etwas in Angriff nehmen im Gefühl, gut vorbereitet und in Form zu sein. Er ist immer leicht angeschlagen, leicht geschwächt, nie im Vollbesitz seiner Kräfte – und trotzdem erwartet er von sich den totalen Einsatz und fordert von sich alles. Er setzt an sich und seine Leistungen einen Maßstab, der die Müdigkeit nicht berücksichtigt. Er macht sich im Gegenteil den Vorwurf, die Leistung, auch wenn sie immer noch sehr gut und in Anbetracht der verminderten Kräfte gar großartig ist, nicht in der gleichen Leichtigkeit und Mühelosigkeit erbracht zu haben, wie er glaubt, dass man sie hätte erbringen müssen, oder wie man sie von ihm erwartet.

So wird denn die anfänglich ganz normale Müdigkeit in seinem Muster der depressiven Überforderung zu etwas Negativem, zum Anlass, sich zu kritisieren und sich als Person abzuwerten, und zu einem Aufhänger, um für sich zu einem Problem zu werden.

Ein *nichtdepressiver Mensch* würde etwa so mit sich sprechen:

»Gut hast du das gemacht. Schön, dass du trotz und mit dieser Müdigkeit die Leistung so gebracht hast. Du hast es ja wirklich nicht leicht gehabt, umso zufriedener kannst du mit dir sein. Es ist ja klar, dass du etwas mehr Mühe gehabt hast, es ist ja logisch, dass dich alles mehr Aufwand, Anstrengung und Kraft gekostet hat. Hauptsache aber ist, dass du es geschafft hast, dass du es trotz der schwierigen und widrigen Umstände überhaupt versucht hast.«

Beim *depressiven Menschen* hingegen klingt es so:

»Du hättest alles viel schneller und leichter machen müssen. Es zeigt sich einfach immer wieder, dass du es nicht schaffst, es nicht kannst,

dass es dir nicht gelingt, eine optimale Leistung in einer optimalen Zeit und auf optimale Art und Weise durchzuführen. Solange du immer so viel Kräfte brauchst und Aufwand treibst, so lange kannst und darfst du nicht mit dir zufrieden sein. Eine Leistung, die so mühsam erbracht wurde, ist natürlich nichts wert und zählt auch nichts. Du bist unfähig und ein Versager. Was wäre gewesen, wenn die Arbeit schwieriger, die zur Verfügung stehende Zeit noch kürzer und die Vorgesetzten noch strenger gewesen wären, dann hättest du es noch weniger geschafft. Denn schlussendlich war es eher Zufall, dass du so weit gekommen bist. Zum Glück hat niemand gemerkt, wie schwierig und mühsam es für dich war, hoffentlich hat niemand gemerkt, was für eine Null, was für eine Niete du bist.«

Hier können wir weitere Muster der depressiven Dynamik erkennen:

○ Die innere Kommunikation, die Selbstkommunikation, die Art und Weise des stillen Selbstgespräches sind abwertend und vernichtend.
○ Die Selbstbewertung ist unabhängig von den Umständen und möglichen Bestätigungen unerbittlich und ohne jegliches Wohlwollen.
○ Es kann und darf keine Zufriedenheit geben.
○ Jede Selbstkritik endet in einer Selbstentwertung.

Bei einem depressiven Menschen zählt das Gelingen oder Vollbringen einer noch so optimalen Arbeit und Leistung wenig oder überhaupt nicht. Was nicht nur intellektuelle Leistungen oder berufliche Arbeiten betrifft. Dieser Umgang mit sich umfasst auch ethische und moralische Werte. Was immer der depressive Mensch macht, wie immer er ist, er genügt sich nie. Keine Haltung und keine Einstellung, mögen sie ethisch und moralisch noch so hoch stehend sein, finden Gnade vor seiner unerbittlichen Selbstbewertung.

Daraus können folgende depressive Überforderungsmuster abgelesen werden:

- Der Maßstab, der an die eigene Leistung angelegt wird, ist so irreal und übertrieben hoch geschraubt, dass ein Erreichen nie möglich ist.
- Ein Gelingen einer Arbeit oder eine positive Bewertung einer vollbrachten Leistung darf es nicht geben.

Anhand des vorherigen Musters wird auch der Zusammenhang zwischen Erwartungen, Bewertungen und Selbstbild deutlicher:

- Hinter den unerreichbaren Erwartungen steckt eine negative Beziehung zur eigenen Person, die so negativ ist, dass ein Erfüllen der Erwartungen niemals möglich ist. Ein Erreichen der Erwartungen kann und darf gar nie erfolgen.
- Würde jemals eine Erwartung erfüllt, dann stimmte das Selbstbild nicht mehr, was nicht passieren darf. Das Bild, das depressive Menschen von sich haben, ist so verfestigt, dass keine Erfahrung etwas daran zu verändern vermag.
- Die unerfüllbaren Erwartungen bestätigen laufend das negative Selbstbild, und weil dieses so negativ ist, kann die Bewertung einer Leistung auch nie positiv sein. Es ist ein Teufelskreis, aus dem es kein Entrinnen gibt.
- Das negative Bild, das der depressive Mensch in seiner Kindheit aufgebaut hat: »Ich bin nichts und ich kann nichts«, ist durch keine Erfahrung aufzuweichen, dafür sorgen alle seine depressiven Überforderungsmuster.

Zwei weitere Muster werden sichtbar, wenn wir uns den Umgang der depressiven Menschen mit ihren Erwartungen näher betrachten. Denn eine Frage stellt sich unweigerlich, nämlich, wie es erreicht wird, dass die Erwartungen auch wirklich nie erfüllt werden können?

1. Die Maßstäbe sind so weit gefasst und bei aller Starrheit so flexibel,
   - dass immer neue Aspekte dazugenommen werden können,
   - dass ständig die Betrachtungsebenen gewechselt werden,

Depressive Persönlichkeit und depressive Lebensstragie

einmal ist es der zeitliche Faktor, ein andermal die Ebene des Zieles oder Modalitäten des Handelns, die die negative Bewertung bestimmen,
○ dass immer irgendein Teil negativ bewertet wird, so dass immer Aspekte bleiben, die nicht oder nicht genügend erfüllt worden sind,
○ dass schon ein kleiner, scheinbar negativer Anteil genügt, und die ganze Leistung wird abgewertet.

2. Der Sog der destruktiven Selbstbilder ist nicht zu stoppen und mittels der Überforderungsmechanismen abgesichert.

Als Beispiel möge hier die Erwartung einer sehr guten Note bei einer Prüfung dienen. Hat man diese erreicht, heißt das für den depressiven Menschen nur: »*Ist ja schön und gut, aber es beruht ja doch nur auf Lernen, und so ist diese Note eigentlich gar nichts wert, sagt gar nichts aus über meine tatsächliche Intelligenz.*« Oder: »*Wenn die Prüfung schwieriger gewesen wäre, wenn die anderen auch so viel gelernt hätten, wenn, wenn, wenn ...*« Die Bandbreite der »Wenns« ist riesig, und es gibt immer eine Möglichkeit, die Leistungen zu relativieren. Die Phantasie der depressiven Menschen ist unerschöpflich im Finden von Argumenten, um ihre eigene Leistung entwerten.

So kann ein Depressiver mit sich und seiner Leistung nie zufrieden sein. Es gibt immer etwas, was noch besser, noch reibungsloser hätte funktionieren können. So wird auch die Müdigkeit, die er sich selber geschaffen hat und die immerhin eine mildere Beurteilung der Leistung erlauben würde, noch einmal mehr zum Vorwurf statt zur Erklärung und Begründung des Zustandekommens der Leistung.

○ Unzufriedenheit mit sich trotz einer guten Leistung ist charakteristisch für den depressiven Menschen.
○ Eine Abwertung der Leistung endet immer in einer Abwertung der eigenen Person.

○ Reale Situationen oder die Beurteilungen Dritter bringen ebenfalls keine Modifikation der Maßstäbe zustande.
○ Die Unveränderbarkeit der Bewertungen macht Außenstehende hilflos und ohnmächtig.

Die Maßstäbe, die sich der Depressive setzt, sind also nicht veränderbar. Logik, rationale Auseinandersetzung allein oder mit anderen fruchten nichts. Sinn oder Unsinn der Maßstäbe, Notwendigkeit oder Realität sind keine überzeugenden Argumente. Auch so genannte oder von den Depressiven anerkannte Respektspersonen vermögen nichts zu verändern. Depressive können sogar die Richtigkeit der entgegengebrachten Argumente bejahen: »Sie haben schon Recht, aber ...« Andere Menschen können noch so sehr versuchen, den depressiven Menschen zu überzeugen, sei es argumentativ oder beschwörend oder appellieren, dass die Leistung gut, ja optimal sei. Sie können versuchen aufzuzeigen, unter welchen schwierigen Umständen diese Leistung zustande kam, ja, dass sie in Anbetracht der schwierigen Umstände doppelt Grund hätten, glücklich und mit sich zufrieden zu sein – alle diese Bemühungen fruchten nichts, ändern nichts an der Unzufriedenheit der Depressiven. Im Gegenteil, sie halten noch fester an der Richtigkeit ihrer Beurteilung und der Legitimierung ihrer Selbstvorwürfe fest und beweisen sich und den anderen, wie wenig berechtigt die positive Beurteilung ist. Sie können das so überzeugend und stur und uneinsichtig tun, bis auch der Geduldigste aufhört, sie vom Gegenteil überzeugen zu wollen und sich schließlich frustriert und resigniert abwendet.

Hilfe und Anerkennung der anderen kommen bei den Depressiven an als Kritik, Verharmlosung und Unverständnis. Sehr oft kommt es dann vor, dass die Mitmenschen sich zum Rechtfertigen genötigt fühlen, dass sie beginnen, sich zu verteidigen, als würden sie etwas Schlechtes gesagt oder gewollt haben. Beide

Beteiligten fühlen sich am Ende unverstanden und schlecht. Zurückbleiben der oder die Depressive in seiner oder ihrer Unzufriedenheit und mit der Überzeugung, dass man ihn oder sie gar nicht versteht oder verstehen kann, und ein Mitmensch, der entweder resigniert oder verärgert den Schauplatz verlässt. Die Nichtveränderbarkeit der depressiven Maßstäbe isoliert den Depressiven und seine Unfähigkeit, auf die Argumente und Bemühungen Dritter einzugehen, ist eine der Wurzeln des depressiven Kreises, in dem er sich befindet. Das starre Festhalten an den eigenen Maßstäben und die Unfähigkeit, Kompromisse einzugehen, lassen den Depressiven als Besserwisser erscheinen, als jemanden, der sich nicht helfen lassen will, der nicht bereit ist, auf die anderen zu hören. Also will keiner dem depressiven Menschen seine Hilfe aufdrängen, ihn quasi zum Glück zwingen, und Sätze wie diese sind dann an der Tagesordnung: »Soll er doch sehen, wie er klarkommt, soll er bleiben, wie er ist, wenn er doch eh alles besser weiß.« Dass der Depressive nicht anders *kann*, dass er gar nicht in der Lage ist, etwas anzunehmen, darauf kommt niemand.

Sein Verhalten wird ihm als mangelnde Bereitschaft, als mangelnde Flexibilität und mangelnde Lernbereitschaft ausgelegt, nicht aber als Unmöglichkeit, als Unfähigkeit. »Man kann doch nicht so blöd sein, sich selber schaden zu wollen, die Unzufriedenheit zu wollen, wenn man es doch in der Hand hätte, zufriedener zu sein.« Hier zeigt sich, dass der geschlossene depressive Kreis sowohl den depressiven Menschen wie sein Umfeld umschließt.

Das, was ich am Beispiel der Müdigkeit skizziert habe, sind typische Verhaltensmerkmale des depressiven Menschen. Sie sind in einer Art ausgestaltet und wirksam, dass sie den Menschen überfordern oder in die Überforderung führen und in der Folge auch die Mitmenschen überfordern. Es sind charakteristische Muster, die aber so zwingend und unveränderlich sind, dass die Begriffe des Zwanges und der Unfreiheit sehr wohl passen. Das Zwanghafte wird aber nicht als etwas Fremdes und nicht zur Person

Gehörendes erlebt. Der Depressive kann und will sein Verhalten nicht verändern, und er lehnt sich auch nicht dagegen auf. Es gehört zu ihm, weil er nach diesem Muster leben muss und will. Er ist überzeugt, dass die Maßstäbe real und vernünftig sind, seine Einschätzung von sich und der Situation richtig, seine Wahrnehmung und Bewertung stimmen und es gar keine Alternativen gibt und dass man alles hätte besser machen können, dass andere mit Sicherheit alles besser gemacht hätten.

Man könnte das Beispiel der Müdigkeit noch weiterführen. Man könnte aufzeigen, wie die Unzufriedenheit Ausgangspunkt für neue Bemühungen und Aktivitäten wird, die wiederum zu neuer Unzufriedenheit führen und die gleichen Mechanismen in Gang setzen, die den Depressiven überfordern. Er wird mit noch mehr Einsatz, mit noch mehr Bemühen unter unmöglichsten Bedingungen versuchen, optimale, das heißt für ihn genau definierte Leistungen zu erreichen, und zwar wiederum in der bestmöglichen Art. Er wird sich so unter Druck setzen, dieses Ziel zu erreichen, dass das Ergebnis nur in erneute Unzufriedenheit und Gefühle des Versagens und der Unfähigkeit führen kann: eine Spirale, die immer enger wird und sich immer schneller dreht und den Depressiven nie entlässt, oder anders gesagt: aus der der Depressive sich nie entlassen kann, bis es zum Zusammenbruch, zum Ausbrechen einer manifesten Depression kommt. Hier wird der Zirkelcharakter des depressiven Musters deutlich, das sich spiralförmig immer schneller dreht, das immer mehr überfordert und schließlich zu einer totalen Erschöpfung führen muss. Es ist ein Gefängnis ohne Ausgang.

> Das depressive Verhaltensmuster bewegt sich spiralförmig immer enger und schneller. Der Mensch bleibt im depressiven Zirkel gefangen. Das Endergebnis ist eine totale Erschöpfung: Nichts geht mehr, nichts ist mehr möglich. Oder eine totale Verleugnung des Erlebens und Fühlens: Der Depressive spürt sich nicht mehr und alles ist nur noch tot und leer.

Die hier beschriebenen Verhaltensmuster zeigen ganz deutlich die Schwere und Tragik einer Depression. Der Kreis und die Spirale depressiven Verhaltens lassen erahnen, wie hilflos und belastet ein depressiver Mensch sich fühlen muss. Denn je mehr er sich bemüht, seinen Erwartungen nachzukommen, umso enger und belastender wird es für ihn. Je mehr er sich zu befreien versucht, um frei zu sein und Ruhe zu bekommen, umso mehr verstrickt er sich im Netz der Depression. Je mehr er sich bemüht, umso tragischer endet es. Ermüdet und ermattet muss er sich ergeben, die Depression hat gesiegt, die Depression wird manifest und führt später zu den jeweiligen Endzuständen.

Man erkennt, dass die Depression ein grausames und hinterhältiges Geschehen ist, das mehr Fallen und Klippen beinhaltet als Chancen, das sehr viel Leiden schafft und tragisch enden kann. Weshalb es auch so wichtig ist, nicht alle belastenden Stimmungen als Depression zu bezeichnen, denn ein inflationärer Umgang mit dem Depressionsbegriff trägt in sich die Gefahr, die Schwere und Intensität der Depression zu unterschätzen.

Exkurs: Die Depression und das Bild des Bergsteigers

In der Folge möchte ich noch einzelne Verhaltensmerkmale aufzeigen, die alle das sich selbst überfordernde Moment depressiven Verhaltens beinhalten und uns das Verstehen der depressiven Menschen erweitern.
Beginnen möchte ich mit einem Bild. In ihm zeigen sich sehr viele Einzelaspekte depressiven Verhaltens, die wir nachher noch gesondert betrachten. Ich fange mit diesem Bild an, weil ich es als charakteristisch und typisch betrachte, wie Depressive *nicht* mit sich umgehen.
Im Bild des Bergsteigers möchte ich Verhaltensweisen aufzeigen, wie man mit sich umgehen kann, ohne sich zu

überfordern. Es ist ein Gegenbeispiel zum depressiven Muster. Es zeigt anschaulich wesentliche Züge und soll auf diesem Weg helfen, die depressiven Menschen in ihrer Depression besser zu verstehen. Die Anschaulichkeit dieses Bildes vermittelt einen direkten Zugang zur Depression und macht hellhörig, auch wenn sie bei jemandem auf den ersten Blick nicht erkennbar ist. Denn das gehört wesentlich zur Depression, dass sie auch im latenten Zustand voll ausgebildet, aber weder für den betreffenden Menschen noch für andere als solche feststellbar ist.

*****

Ein erfahrener Bergsteiger passt sich dem Gelände an. Bei Touren mit geringeren technischen Schwierigkeiten braucht er weniger Sicherheitsvorkehrungen zu treffen, muss sich auch nicht besonders gedanklich damit beschäftigen, sondern kann sich ganz und gar dem Laufen, der Bewegung und der Atmosphäre und Stimmung der Bergwelt hingeben. Er kommt zügig voran, Schwierigkeiten hat er keine, körperliche Beschwerden kennt er nicht. Die Freude und Zufriedenheit sind ungeteilt.
Er stellt sich auf die anzutreffenden Schwierigkeiten ein, bei steilen Passagen geht er langsam, während er über leichtere und weniger steile spielend und raschen Schrittes vorankommt. Geringere Schwierigkeiten schmälern seine Freude nicht, rasches Vorankommen macht er sich nicht zum Ziel, sondern ein Wandern, das dem Gelände angepasst ist, freut ihn und er genießt es.
Wählt er eine Tour mit höheren technischen Schwierigkeiten, so sind auch seine Vorbereitungen entsprechend. Ein genaues und sorgfältiges Analysieren der zu begehenden Route mit den dort anzutreffenden Schwierigkeiten gehört dazu, ebenso die Auswahl der mitzunehmenden und den Gegebenheiten angepassten Hilfsmittel. Körperlich und gesundheitlich macht er alles, um auch diesbezüglich opti-

mal vorbereitet zu sein. Er tut alles, denkt an alles, um bestens gerüstet zu sein, um nicht wegen unerwarteter Schwierigkeiten umkehren oder sein Leben gefährden zu müssen. Auch noch so geringe Eventualitäten schließt er in seine Überlegungen ein. Nichts überlässt er dem Zufall. Bis aufs Letzte wird alles geplant und durchdacht.

Er will die Herausforderung, stellt sich ganz und gar auf die Besonderheiten des Berges und die Schwierigkeiten der Route ein. Risiken will er eingehen, das gehört dazu, aber mögliche Risiken bedeuten für ihn auch eine noch gründlichere Auseinandersetzung damit, ein noch vermehrtes Absichern und Planen. Jedes noch so kleine Detail überlegt er sich, nichts lässt er außer Acht.

Vorbereitung, Planung, körperliche und mentale Einstellung sind wesentliche Bestandteile der Tour. Das Einschätzen des Berges, die bisher gemachten Erfahrungen und die Lehren daraus gehören für ihn genauso selbstverständlich dazu wie richtig zusammengestellter Proviant, Material und Schuhwerk. Wesentlich für ihn ist, dass er bei aller Planung weiß, dass irgendetwas fehlschlagen kann, dass die Route schwieriger sein kann, als aus der Karte ersichtlich ist, der Zeitplan nicht eingehalten werden kann, das Wetter sich plötzlich verschlechtert, dass das ganze Unternehmen auch misslingen kann. Gedanken, was er in solchen Fällen machen könnte, sind ihm genauso wichtig, wie davon auszugehen, dass die Tour gelingt.

Wir sehen, der Bergsteiger rechnet auch mit dem Schlimmsten. Er zieht einfach alle Möglichkeiten in Betracht und weiß, dass er, wenn er alles bedenkt und mit dem nötigen Respekt an den Berg herangeht, sich beim Misslingen keinen Vorwurf zu machen braucht. Und wenn er umkehren muss, ist das eben auch eine mögliche Option, auf die er sich einstellt. Dann klappt es halt ein anderes Mal, deswegen geht die Welt nicht unter. Hauptsache, es ist nichts passiert und er lebt noch.

Aus schon gemachten Erfahrungen zieht er das für ihn und diese spezielle Tour Wichtige heraus. Eigene Stärken und Schwächen sind ihm bekannt, auf die Stärken zählt er, sie geben ihm Sicherheit und Selbstvertrauen. Gemeisterte Probleme und Schwierigkeiten vermitteln ihm das Vertrauen, auch bei neuen Schwierigkeiten den Kopf nicht zu verlieren und auch mit Unerwartetem fertig zu werden. Gemachte Fehler helfen ihm, noch besser das eigene Leistungsvermögen abschätzen zu können und noch gründlicher gerade auf die Punkte, die er vorher nicht kannte, falsch einschätzte oder zu wenig berücksichtigte, zu achten, mit der Gewissheit, dass er in Zukunft damit anders umgehen wird.

Er hat aus Fehlern gelernt und ist froh um diese Erfahrung. So geben ihm sowohl gemachte Erfolgserlebnisse wie auch begangene Fehler und Niederlagen die Sicherheit und den Mut für neue Abenteuer. Eigene Fehler annehmen bedeutet für ihn auch, Situationen richtig einschätzen und klar erkennen zu können, was auf sein Konto und was auf äußere Einflüsse zurückzuführen ist. Mit seinen gemachten Fehlern kann er leben, weil er diese konstruktiv verwenden kann und sie ihn im Nachhinein stärker und kompetenter werden lassen. Durch sie ist er zu einem besseren Bergsteiger geworden, sein Selbstvertrauen und seine Selbstsicherheit sind gestiegen. Aufgrund aller bisherigen Erfahrungen muss und will er sich nicht beweisen, dass er ein guter Bergsteiger ist, sondern kann sich ganz und gar auf die Herausforderung dieser Tour konzentrieren. So geht er denn voller Begeisterung und Zuversicht ans Werk.

Auf der Tour erfreut er sich an den Wundern der Natur und erlebt die Stille und Größe der Berge. Er freut sich, wenn er vorwärts kommt, nimmt sich die nötige Zeit, wenn sich ihm Schwierigkeiten in den Weg stellen. Alles ist ein Erlebnis: das mühelose Vorwärtskommen, das er schätzt, das Überwinden von Schwierigkeiten, das ihn mit Stolz erfüllt. Wo

das Gelände einfacher zu meistern ist, geht er schneller, wo es schwieriger wird, drosselt er das Tempo, nimmt er sich die Zeit, die er für diese Passagen braucht. Kommt er bei einer Stelle nicht weiter, geht er wieder zurück, versucht es noch einmal, bis er diese Schwierigkeiten gemeistert hat.
Er nimmt sich Zeit zum Überlegen, Zeit zum Probieren. Er nimmt sich so viel Zeit, wie er braucht. Konzentriert und vorsichtig geht er ans Werk, er lässt sich selbst nicht antreiben: Wo es länger geht, geht's länger, wo es schneller geht, geht's schneller. Eins mit dem Berg und eins mit sich kommt er Schritt für Schritt, Meter für Meter vorwärts. Er passt sich, seinen Rhythmus und sein Tempo dem Berg an, schaut nicht zurück und schaut nicht vorwärts, sondern konzentriert sich jeden Augenblick auf die Stelle, an der er sich gerade befindet.
Die Zeit vergeht und so nähert er sich in Harmonie mit sich und der Natur dem Gipfel. Oben angekommen genießt er das Schauspiel, das sich ihm bietet. Tief glücklich und zufrieden atmet er die Bergluft ein, genießt er den Augenblick, genießt den Moment und die Befriedigung der Leistung – und schweigt und genießt.

*****

Soweit dieses Beispiel. Ich möchte jetzt nicht das Gegenteil ausführen und beschreiben, wie ein depressiver Mensch diese Bergtour erleben würde. Vieles kann man sich vorstellen und ableiten aus dem schon Gesagten, vieles von dem ist hier deutlich geworden, worauf ich noch zurückkomme.

Aus dem bisher Gesagten und unter Berücksichtigung des Grundmusters der Selbstüberforderung, das eine gnadenlose, unbarmherzige und lieblose Einstellung zu sich zur Bedingung und zur Folge hat, gibt das Beispiel einiges her für die genauere Erfassung der depressiven Verhaltensmuster. Hier also einiges davon, soweit es bis hierher nicht explizit genannt wurde:

- *Der depressive Mensch kann nicht genießen.*
- *Er kann aber auch nicht Freude oder Stolz empfinden für etwas, was ihn betrifft und was er geschaffen hat.*
- *Es gibt keine konstruktive Auseinandersetzung mit Fehlern oder mit gemachten Erfahrungen. Deshalb gibt es auch kein Weiterkommen. Er schaut weg und geht auf gleiche Art stur und unbeirrt weiter.*
- *Schwächen kann er nicht akzeptieren. Obwohl er ein sehr negatives Bild von sich hat im Sinne von »Ich bin und kann nichts«, kann er sich doch gleichwohl keine konkreten Schwächen zugestehen.*
- *Dass ein Misslingen mit dem Gegenstand selbst zu tun haben kann oder mit den äußeren Umständen, gilt es für den Depressiven nicht. Es darf einfach nichts misslingen, und wenn doch, dann hat es mit ihm zu tun, ist es seine Schuld.*
- *Freude gibt es nicht, er ist nicht frei für anderes, hier in unserem Beispiel für die Umgebung, die Aussicht, die Schönheit der Natur. Gefühle der Befriedigung, der inneren Zufriedenheit kennt er nicht.*
- *So gibt es auch keine positiven Gefühle, einfach so, aus dem Augenblick und der Größe des Moments heraus.*
- *Das Hier und Jetzt zählt für den Depressiven nicht. Er denkt immer schon weiter oder hängt etwas Vergangenem nach. Deshalb gibt es auch kein Verweilen im Augenblick.*
- *Er kann nicht loslassen.*

10. Kapitel
Die latente und manifeste Depression

Wenn jemand depressiv wird bzw. sein Verhalten all die Züge aufweist, die wir der Depression zuordnen, dann hat er einen Weg hinter sich, der schlussendlich – und hier sind die Knotenpunkte oder Bruchstellen verschieden – langsam und beständig zunehmend oder dann ganz unvermittelt, ohne ersichtliche ursächliche Zusammenhänge in für Außenstehende ausgeprägter Weise sichtbar, depressive Formen annimmt.

Damit möchte ich deutlich machen, dass das Kriterium, ob jemand nun depressiv ist oder nicht, nicht vom äußeren Erscheinungsbild, sondern von der inneren Dynamik abhängt, wie sie in den letzten Kapiteln beschrieben wurde. So sind denn der unsichtbare, der nicht fassbare Teil und der sichtbare, erlebte Teil der Depression zwei Seiten der gleichen Medaille, d.h., die nichtmanifeste, latente Depression ist genauso Depression, genau die gleiche Depression wie die manifeste, fassbare und sichtbare.

> Von der LATENZDEPRESSION spreche ich, wenn ich die von außen nicht fassbare, nicht deklarierte und als solche nicht diagnostizierte Depression meine. Entweder bleibt sie immer latent oder sie wechselt in eine manifeste Form.
>
> Von der MANIFESTDEPRESSION spreche ich, wenn sich die innere Dynamik der depressiven Überforderung, das innere Handeln im äußern Verhalten sichtbar manifestiert, sich uns also das Krankheitsbild präsentiert, das wir allgemein als De-

pression bezeichnen. Dies ist dann der Fall, wenn die depressive Überforderung ein solches Maß erreicht hat, dass es in der alten, latenten Form nicht mehr weitergehen kann. Die Manifestdepression ist im Unterschied zur Latenzdepression Ausdruck des Zusammenbruchs, des Scheiterns der depressiven Überforderungsstrategien.

In der Manifestdepression werden die bislang verborgenen und verschleierten Muster und Strategien der latenten depressiven Überforderung sichtbar und auch für Außenstehende zu erkennen. Dies aus verschiedenen Gründen:

○ Je mehr und je länger ein Mensch sich dauernd überfordert, umso mehr Kraft und Energie muss er aufwenden, umso offensichtlicher wird sein Bemühen, umso augenfälliger wird sein Verhalten und umso klarer treten die Muster seines Handelns zutage.
○ Je mehr Kraft jemand für die Lebensbewältigung braucht, umso mehr ist er mit sich selbst beschäftigt, umso weniger Energie bleibt ihm zum Kaschieren seiner Verhaltensmuster und umso weniger kann er für sein Image und seine Wirkung nach außen tun.
○ Je bedrohlicher der Zusammenbruch näher kommt, je deutlicher der betreffende Mensch spürt, dass es so nicht mehr weitergehen kann, umso mehr investiert er, umso verbissener kämpft er, umso verzweifelter versucht er, das Unheil abzuwenden, umso offensichtlicher wird sein Bemühen und umso deutlicher werden seine Einstellungen und Bewertungen sichtbar.
○ Je verzweifelter jemand ums Überleben kämpft, umso deutlicher wird auch, mit welchen Mitteln er das tut. Und wenn jemand seine Mittel nicht ändert, auch wenn offensichtlich wird, dass er den Kampf verliert, werden die Mechanismen deutlicher, die ihn daran hindern, seine Strategien zu ändern.

Und umso klarer zeigt sich das Bild des Gefangenseins in unveränderbaren und starren Mustern des Verhaltens, der Einstellungen und Bewertungen.
○ Wenn sich jemand bemüht, sich aus den Fängen der Depression zu befreien, zeigt er in seinem Verhalten und Vorgehen seine eingeübten und verinnerlichten Muster, zeigt er, wie er Probleme zu lösen gewohnt ist, und zeigt er, welches Selbstbild und welche Werte, Vorstellungen und Einstellungen hinter seinem Bemühen stecken.

Die Latenz- wie die Manifestdepression stehen auf dem gleichen Boden, haben die gleichen Wurzeln und die gleiche Geschichte. Bei beiden geht es um die gleichen depressiven Lebensstrategien und beide sind verankert in einer depressiven Persönlichkeitsstruktur.

Die Unterschiede zwischen den beiden Formen bestehen zum Beispiel darin, dass in der Latenzdepression die äußeren sichtbaren Zeichen scheinbar fehlen, der Depressive sich selbst nicht als depressiv erlebt, er von Dritten nicht als depressiv betrachtet wird, also die Umwelt mit ihm noch nicht wie mit einem Hilfsbedürftigen umgeht, er mit seinem Verhalten nicht ins bisherige Schema der Depression passt und es vom depressiven Menschen her noch keine Reaktion auf den Zusammenbruch der depressiven Muster gibt, das äußere Bild also noch stimmt.

Die latent depressiven Menschen zeigen sich entsprechend ihrem depressiven Muster als starke und tüchtige Persönlichkeiten, die sich tatkräftig im Beruf und im Leben einsetzen und allseits geschätzt und geachtet werden. Sie erscheinen engagiert, fleißig und äußerst kompetent. Sie sind hilfsbereit und einfühlend. Nichts ist ihnen zu viel. In der Regel deutet nach außen nichts auf eine Depression hin. Im Innern dieser Menschen sieht es aber anders aus. Sie selbst erfahren sich immer wieder als nicht so standfest und nicht so sicher und souverän, wie sie von Dritten wahrgenommen werden, sie zweifeln sehr häufig an sich, an ihrer Kompetenz und ganz grundsätzlich an ihrem Leben, finden sich nicht so gut, wie sie von den anderen gesehen werden, und leiden an der von ihnen intensiv erlebten Spannung: wie sie sich sehen und wie sie von anderen gesehen werden, wie sie sich fühlen und erleben und wie sie nach außen wirken.

Sie leiden an ihrem tief empfundenen Gefühl des Unvermögens trotz der Bestätigungen und Zuwendungen, die sie erhalten. Das Aushalten dieser Spannung fordert enorm viel Kraft und Energie. Sie erleben ab und zu Stimmungen, die schwer, düster und ohne Hoffnung und Zuversicht sind, spüren in sich Ängste, die sie sich nicht erklären können, und in ihrem Kopf arbeitet und denkt es ständig.

Nichts von alledem aber dringt nach außen. Nichts mag an dem Bild, in dem sie sich präsentieren, an eine Depression denken lassen, und doch sind ihre Verhaltensweisen geprägt von depressiven Mustern, verhalten sie sich auf eine überfordernde Weise. Auch wenn scheinbar nichts auf eine Depression hindeutet, sind diese Menschen depressiv.

Die Zahl der Menschen, die latent depressiv sind, die still und von anderen unbemerkt unter ihren Überforderungsmustern leiden, die sich unfrei und eingeschränkt erleben durch ihre Muster der permanenten Erwartungen, ist ungemein groß, viel größer auf jeden Fall, als gemeinhin angenommen wird. Wer so still und heimlich leidet, kann in der Öffentlichkeit keine Unterstützung und Hilfe erwarten.

Es sind also in beiden Formen nicht die äußeren Zeichen für die Diagnose der Depression maßgebend, sondern die innere Dynamik.

Die spezifische Beziehung des depressiven Menschen zu sich, seiner Umgebung, der Welt und dem Leben – und das in aller Verschwiegenheit und Diskretion – ist das eigentlich Depressive am Zustandsbild der Depression. Die Strategien der Überforderung formen das Charakteristische der Depression, so wie wir es in der depressiven Strategie der Depression auf-

Die latente und manifeste Depression

> gezeigt haben. Damit ist unter anderem auch gesagt, dass nicht jede latente Depression automatisch manifest werden muss, dass aber jede Manifestdepression einen latenten Vorläufer hat und dass jede manifeste Depression wieder latent und dann von neuem manifest werden kann.

Wie aber ist es möglich, dass eine manifeste Depression ohne spezielle Behandlung wieder latent werden kann? Die Erklärung ist sehr einfach, wenn wir uns das Zustandekommen der manifesten Depression vor Augen führen.

Die Menschen sind zum Zeitpunkt der manifest gewordenen Depression erschöpft und am Ende ihrer Kräfte. Sie sind unfähig, sich weiter auf den gewohnten Gleisen der Überforderung zu bewegen. Es ist ein Erschöpfungszustand, in dem sie sich befinden.

Und dann geht nichts mehr, können und mögen sie nicht mehr. Wenn sie sich nun eine gewisse Zeit schonen, weil die Kräfte nicht mehr ausreichen, wenn sie innerlich emigrieren, eine Pause einlegen, während der sie wieder Kräfte sammeln, zur Ruhe kommen und sich erholen können, wenn sie sich den inneren Anforderungen entziehen und quasi streiken, weil es gar nicht mehr anders geht, dann ist es meist eine Frage der Zeit, bis die Geister wieder wach werden, die Kraft zurückkehrt, sie sich wieder mit neuem Elan den alten Strategien unterwerfen und sich erneut den alten und immer noch aktiven Mustern entsprechend verhalten.

Hinzu kommt sicher auch ihr Bestreben, wieder zu funktionieren, sich dem Zustand des Versagens zu entziehen und sich der Kränkung des Scheiterns und des Gesichtsverlustes nach außen zu entledigen. Sie wollen um keinen Preis depressiv sein oder als depressiv abgestempelt werden. Die Selbsttäuschung und der Selbstbetrug gehen weiter.

Die Länge der Intervalle und die Länge der Phasen spielen in dieser Betrachtung keine Rolle. Hier interessiert nur, wie Phasen sich abwechseln, wie immer latente und manifeste Phasen vorkommen können. Das heißt nun aber nicht, dass ein Aussteigen aus dem depressiven Verhalten nicht möglich ist, es sagt nur, dass man sich nicht täuschen darf, wenn eine manifeste Form verschwindet.

> Um vom Ende einer Depression zu sprechen, bedarf es einer Veränderung der inneren Dynamik, einer Veränderung der depressiven Muster und Strukturen, einer anderen Qualität des Verhaltens und neuer persongerechter Verhaltensmuster, es bedarf eines positiven Selbstwerts und einer stabilen Identität, eines Durchbrechens des depressiven Kreises und eines Aufgebens der Überforderungsstrategien.
> Es bedarf des Aufbaus einer inneren Sicherheit und einer inneren Freiheit, um auf eine für die eigene Person gerechtere und der Situation adäquatere Art handeln zu können, es bedarf der Freiheit, entscheiden zu können, wie man reagieren will, wieder mehr zu wollen und weniger zu müssen. Dann kann man auch vom Ende der depressiven Überforderung sprechen.

Dies zeigt auch, dass man sich schwer täuschen kann, wenn man die Depression nur an den äußeren bekannten Symptomen misst. Nicht nur, dass man sich von den äußeren Zeichen blenden und irreführen lässt, dass man sich in der zeitlichen Dimension irrt, was Beginn und Ende einer depressiven Phase betrifft, sondern dass man sich durch das Nichterfassen des Wesentlichen der Depression zu falschen Aussagen verführen lässt über den Verlauf und damit dem Depressiven und seinem Umfeld falsche Hoffnungen macht, sie in einer Scheinsicherheit wiegt und damit Sand in die Augen streut.

> Die Depression hat mit einem bestimmten Verhalten zu tun,
> das den Depressiven überfordert, und nur darum geht es.
> Entscheidend für eine Besserung ist nicht, wie sie oder er sich
> dabei fühlt, wie es ihr oder ihm geht, entscheidend ist, ob sie
> oder er seine depressiven Muster verändert oder nicht. Das
> Ausbrechen aus dem depressiven Muster ist somit bedeutend
> schwieriger als gemeinhin angenommen wird.

Medikamente

Medikamente lindern das depressive Empfinden oder können es auch zum Verschwinden bringen. Sie beseitigen aber den depressiven Zirkel, die Muster der Überforderung nicht. Damit ist auch gesagt, dass Medikamente häufig notwendig sind, um überhaupt leben zu können, dass sie aber nicht in der Lage sind, Depressionen zu *heilen*. Sie verändern nur die Stimmung und die Gemütslage, reduzieren die Angst, steigern das Antriebsniveau und ermöglichen wieder ein normales und geregeltes Leben. Sie bewirken lediglich, dass die manifeste Depression wieder latent wird, mit dem Nachteil, dass die innere Dynamik verschleiert wird. Eine wirkliche Besserung aber wird es so nicht geben, auch wenn jemand über eine gewisse Zeit frei von einengenden Beeinträchtigungen bleibt.

> Mit der Einnahme von Medikamenten ist man lediglich zurückgekehrt in den vorherigen Zustand der latenten Depression. Das aber kennt man, das ist man gewohnt. Auch wenn es kein gutes Leben ist, es ist wenigstens erträglich und lebbar. Man ist wieder in alten und vertrauten Gefilden und der ganze Schrecken des Zusammenbruchs hat sich mit all seinen negativen und bedrohlichen Aspekten wie eine Fata Morgana verzogen.

Mit dem allmählichen oder plötzlichen Verschwinden der manifesten Symptome ist man noch nicht automatisch aus dem depressiven Muster ausgestiegen, man hat nur die Erscheinungsform gewechselt und vor sich und den anderen das Gesicht gewahrt. Man kann sich vorstellen, dass dem betroffenen Menschen langfristig damit nicht geholfen ist, sondern dass ein solcher Wechsel diese Muster nur noch verstärkt. Er wird noch stärker an seinen Mustern festhalten, um ja das drohende Manifestwerden, den Zusammenbruch seiner Lebensstrategie, zu vermeiden.

Die depressiven Muster werden auch verstärkt, weil der betreffende Mensch wieder zu Kräften kommt, wieder Energie mobilisieren kann, sich auch wieder mehr zutraut, um, und das ist das Entscheidende, in seinen gelernten und bekannten Mustern der Überforderung weiterzuwirken. Wie ein solches Unterfangen früher oder später ausgehen muss, kann man an einer Hand abzählen.

> Medikamente sind also häufig notwendig, damit ein sinnloses Leiden gemildert wird, damit überhaupt ein einigermaßen geregeltes Leben möglich und damit der Ausweg in den Suizid erschwert wird. Häufig oder sogar meist wäre ein Zusammenbruch der depressiven Strategien, also manifest depressiv zu werden, aber sinnvoll und nötig, um überhaupt den Teufelskreis der Selbstüberforderung zu erkennen und zu verändern.

Manifeste Depressionen sind für den betreffenden Menschen wie auch für sein Umfeld sehr schlimm. Sie beinhalten aber auch die Chance, endgültig und definitiv aus den krank machenden Mustern auszusteigen und ein Leben in Freiheit und Zufriedenheit zu führen. Sie bergen in sich auch die Chance, dass die Hoffnungen und Sehnsüchte, die die depressiven Menschen in sich tragen, doch noch erfüllt werden können.

> Erst in der Manifestdepression kann der depressive Mensch die Kraft und die Destruktivität seiner Verhaltensweisen in ihrer ganzen Tragweite erkennen, erst hier wird ihm bewusst und erlebt er, in welcher Weise er Gefangener seiner Überzeugungen und Bilder ist und wie schädlich sich sein Verhalten auf seine Persönlichkeit und sein Leben auswirkt.
> Manifeste Depressionen sind sinnvoll und wichtig, weil der Mensch meist erst in Extremsituationen bereit und in der Lage ist, etwas an seinem Leben zu ändern. Darum ist der Ausspruch von der Depression als Chance nicht eine billige und schönfärberische Floskel, sondern trifft die Wirklichkeit genau.

Festhalten möchte ich:
- Das Grundmuster und das Grundverhalten des depressiven Menschen ist und bleibt das Überforderungsverhalten. Dieses prägt sowohl die Latenz- wie die Manifestdepression und ist verantwortlich dafür, dass ein Aussteigen so schwer und deshalb der Wechsel von der manifesten wieder in die latente Form der Depression so wahrscheinlich ist.

- Nicht die emotionalen Symptome prägen und bestimmen das Wesentliche der Depression, sondern das depressive Verhalten, der depressive Umgang mit sich selbst.

- Das emotionale Befinden des Depressiven ist nicht unbedingt typisch für die Depression. Obwohl es rein äußerlich das Bild des Depressiven prägt, ist es doch nicht bestimmend für die Depression selbst. Während der latenten Phase fehlen die emotionalen Symptome meist gänzlich.

- Bei den emotionalen Symptomen handelt es sich u.a. um Reaktionen auf den Zusammenbruch und das Scheitern der depressiven Strategien.

○ Anders ist es mit den depressiven Grundstimmungen, die solche Menschen in sich tragen. Diese geben sowohl in der latenten wie in der manifesten Depression der depressiven Stimmungen die spezielle Färbung und bestimmen in der manifesten Depression das Erleben stärker. Diese kommen von der frühen Kindheit her und haben sich die ganze Zeit nicht verändert.

○ Was üblicherweise als subdepressive Phase bezeichnet wird, kann Zeichen einer latenten Depression sein oder eines allmählichen Wechsels von der Latenz- in die Manifestdepression. In jedem Fall aber ist es ein Zustand extremer Müdigkeit und Erschöpfung.

○ Vor dem Ausbruch der manifesten Depression kann, wenn auch in selteneren Fällen, eine Phase eintreten, während der der depressive Mensch forciert und übersteigert alle Kräfte mobilisiert, um den Zusammenbruch zu verhindern. Diese Phase wird als manisch oder submanisch bezeichnet.

○ Ein Aussteigen aus dem depressiven Muster ist möglich. Eine wirkliche Besserung ist möglich, wenn ein radikales Umlernen stattfindet.

○ Eine manifeste Depression ist sinnvoll und eine normale und gesunde Reaktion auf ein ungesundes Verhalten.

Verlaufsformen

Es gibt eine Vielzahl von Varianten der Latenz- und der Manifestdepression und auch eine Anzahl von Übergängen:

○ Die Latenzdepression kann als solche mehr oder weniger unbemerkt das Verhalten des Menschen bestimmen, ohne je manifest zu werden. Das sind Verläufe, wie sie bei der Mehrzahl der Depressiven vorkommen. Es kommt nie zu einem Zusammenbruch, nie zu einer Manifestdepression. Bei Männern ist das häufiger der Fall als bei Frauen. Männer haben in der Regel Mechanismen ausgebildet, um ja alles Negative und ja alles Bedrohliche und Gefühlsmäßige von sich fern zu halten. Sie machen das mit einer Penetranz und Eindeutigkeit, dass sie tatsächlich eine Depression länger im latenten Zustand halten können. Flankierende Hilfen sind dabei häufig: Alkohol, Bestätigung in diversen Liebschaften und Beziehungen, Überbetonen rationaler und kognitiver Lösungsstrategien und Flucht in Arbeit und Kommunikationsverweigerung. Sie meiden häufig alle Situationen, die emotional gefärbt sind oder wo die Gefahr besteht, dass sie sich mit sich auseinander setzen und über ihre Gefühle sprechen müssten.

○ Bevor es zu einer manifesten Depression kommt, haben die betreffenden Menschen während der Latenzphase häufig kürzere Episoden mit deutlichen Anzeichen einer Depression erlebt, die aber sehr schnell wieder vergingen und deshalb nicht besonders auffielen. Häufig erleben solche Menschen Phasen extremer, nicht erklärbarer Müdigkeit oder Zustände, die sie als »Löcher« oder »Aussetzer« bezeichnen. Sie sind dann kraftlos, haben zu nichts Lust und spüren stärker als sonst Gefühle der Sinnlosigkeit und Gedanken, die ums »nicht mehr mögen und wollen« kreisen, um Rückzug und »von allem genug« zu haben. Andere merken, dass sie in gewissen Situationen Ängste haben, die sie sonst nicht kennen und die sie sich nicht erklären können.

○ Wenn die Erschöpfung zu groß ist, das Ausbrechen aus dem depressiven Zirkel trotz ständiger Versuche nicht gelingt und die Zuversicht und Hoffnung auf ein ruhigeres, kampfloseres Weiterleben schwinden, sehen einzelne Menschen nur noch den Ausstieg in den Tod. Geschieht das während der Phase der latenten Depression, ist die Überraschung und Erschütterung im Umfeld riesengroß. Wählt ein Mensch diesen Weg während der manifesten Depressionsphase, überwiegt bei aller Trauer das Verständnis und tröstet sich das Umfeld mit dem Gedanken, dass der Betreffende seine Ruhe und seinen Frieden gefunden hat.

○ Die Manifestdepression kann sich allmählich ausformen, d.h., die depressive Symptomatik kann sich allmählich deutlicher zeigen und für alle Beteiligten zunehmend fassbar und eindeutiger werden. Es werden einzelne Aspekte der depressiven Symptomatik und/oder emotionale Symptome sichtbarer. Es sind die typischen Symptome der Erschöpfung. Die ersten sichtbaren Zeichen der Überforderung sind häufig Müdigkeit, Erschöpfung, stimmungsmäßige Tiefs oder fehlende Kraft und Initiative. Die Übergänge sind das, was man üblicherweise als *subdepressive Symptomatik* bezeichnet.

○ Die Manifestdepression ist plötzlich da, ohne Anlass, ohne belastendes oder traumatisches Ereignis, scheinbar sinnlos und nicht nachvollziehbar. Es ist für die Beteiligten unverständlich und nicht erklärbar, so, wie wir es am Anfang dieses Buches am Beispiel der Frau gesehen haben, die in der neuen Situation sich und ihre Empfindungen nicht mehr verstehen kann: »Ich habe einen lieben Mann, ein gesundes Kind, ein eigenes Haus, also alles, um glücklich sein zu können, und doch geht es mir schlecht, kann ich nicht mehr, bin ich verzweifelt und ist alles sinnlos.«

○ Häufig wird das plötzliche Auftreten auf äußere Ereignisse zurückgeführt: Geburt eines Kindes, Enttäuschungen, Trennungen, Tod, Versagen. Die Bezeichnung reaktive Depression ist ein Erklärungsversuch, der aber den Fokus nicht dort setzt, wo er tatsächlich ist, nämlich bei der depressiven Persönlichkeit und ihrem Überforderungsverhalten.

Um es noch einmal deutlich zu sagen: Was immer der äußere Anlass ist, er erklärt nicht die Depression und ist auch keine Begründung für ihr Auftreten, sondern immer nur ein Anlass für einen Wechsel von der latenten zur manifesten Depression. Die äußeren Anlässe sind nicht Ursache der Depression, sondern nur Startzeichen für die manifeste Depression. Und die äußeren Zeichen selbst sind auch nicht maßgebend für den Wechsel.

> Die äußeren Anlässe sind das Material, mit dem der depressive Mensch auf seine eigene Art umgeht und auf das er reagiert. Sie sind häufig der letzte Tropfen, der das Fass zum Überlaufen bringt. Häufig aber wird eine Manifestdepression auch dann sichtbar, wenn es dem oder der Betreffenden eigentlich »ganz gut« geht.

Die Kräfte sind aufgebraucht, das Fass ist voll, es war schon immer randvoll, jetzt aber reicht es, jetzt ist es zu viel, um noch latent bleiben zu können. Nicht die äußeren Ereignisse selbst sind es, die eine Depression manifest werden lassen, sondern es geht um die Bedeutung, die ihnen der Einzelne beimisst. Die subjektive Bedeutung des Ereignisses allein wiederum genügt auch nicht, sondern es liegt am Umgang mit diesen äußeren Vorkommnissen, das heißt, an den Vorstellungen, die jemand von sich hat, wie er mit diesen äußeren Umständen und Ereignissen umgehen muss. Es sind die inneren Erwartungen, Forderungen, die jemand an sich stellt, die er aufgrund seiner inneren depressiven Entwicklung stellen muss. In diesem Sinne kann man sagen:

- Die Erwartungen an die Verarbeitung, die Erwartungen an den Umgang mit diesen Ereignissen entscheiden darüber, ob das Ereignis zu einem Auslöser für die manifeste Depression wird.
- Dazu kommt, wie sehr ihn diese Muster schon ermüdet haben. Je rigider jemand seine depressiven Muster lebt, desto

schneller kommt es zum Ausbruch der Manifestdepression und desto geringfügiger kann der äußere Anlass sein.
- Das, was so unverständlich und nicht nachvollziehbar aussieht, was so abrupt und unvermittelt auftaucht, ist das Ergebnis eines sich allmählich und langsam aufbauenden Überforderungszustandes.
- Der Zusammenbruch kommt häufig, ähnlich einem Herzinfarkt, in Phasen relativer Ruhe und Entspannung.

Die Erwartung an die Verarbeitung kommt nicht vom Ereignis selbst, steht also nicht in einem unmittelbaren Zusammenhang mit ihm, sondern der betreffende Mensch bringt es mit sich, als Verarbeitungsmuster, das er seit frühester Kindheit in sich trägt: Es sind seine Erwartungen an sich und vor allem seine Vorstellungen, wie er mit solchen Ereignissen, Zuständen umzugehen und wie er sich dabei zu fühlen hat. Es sind seine verinnerlichten Maßstäbe, die er an eine Verarbeitung und Problemlösung legt und seine depressiven und verinnerlichten Muster, die ihn zwingen, so und nicht anders auf ein äußeres Ereignis zu reagieren.

Meist sind äußere Ereignisse nicht in der Art zu lösen oder zu verarbeiten, wie es der depressive Mensch von sich erwartet: Er setzt sich selbst unter Druck und erwartet Lösungen in einer Geschwindigkeit, Perfektion und Qualität, die weder seinen eigenen Möglichkeiten entsprechen noch der Härte oder dem Schweregrad des Ereignisses angepasst sind. Er meint aber auch, in einer Art und Intensität fühlen zu müssen, wie etwa zufrieden, überlegen und ruhig, die für ihn in diesem Moment nicht stimmen, die er so gar nicht fühlt. Er hat Erwartungen an sich, die man ohne Übertreibung als falsch, versponnen und absurd bezeichnen kann und die ihn zwangsläufig wieder überfordern müssen.

Es sind also Erwartungen, die so übertrieben sind, dass der betreffende Mensch scheitern, sich als Versager vorkommen muss und so erneut Bestätigung bekommt von seiner eigenen Einschätzung von sich selbst als Versager.

Die latente und manifeste Depression

Auslöser für eine Manifestdepression:

- Bewertungen und Abwertungen, die bis jetzt mehr oder weniger unbewusst verliefen, werden jetzt offensichtlich.
- Verhaltensweisen, die bis jetzt so perfekt funktionierten, klappen nicht mehr. Vieles geht nicht mehr, vieles ist nicht mehr möglich, und zwar für alle offensichtlich.
- Das Versagen bzw. das Gefühl des depressiven Menschen, versagt zu haben, nicht mehr zu können und nicht mehr zu wollen, beherrschen jetzt sein Denken.
- Es ist zu einem Bruch gekommen. Was ihm bisher gelang, sich immer wieder neu motivieren zu können, immer wieder neue Kraft aufzubringen, gelingt nicht mehr.
- Die Sturheit, Verbissenheit und Härte, die immer wirksam waren, haben auch keine Wirkung mehr. Die Selbstdisziplin und die Selbstkontrolle versagen. Alles entgleitet dem Depressiven.
- Gefühle, die er bis jetzt unter Verschluss halten konnte, überschwemmen ihn und bestimmen sein Verhalten maßgebend mit.
- Seine Erwartungsmuster an sich und sein Verhalten bestehen weiter, haben aber keine handlungsbestimmende Kraft mehr. Es öffnet sich ein weiter Graben zwischen Wollen und Können und diese Diskrepanz erträgt er kaum.
- Er ist hin und her geworfen zwischen Apathie, Resignation und Aufbegehren,
- zwischen dem immer neuen Versuch, den Faden zu finden und die gewohnten Verhaltensweisen wieder aufzunehmen, und der Tatsache nicht mehr zu können und aufzugeben.

Die Manifestdepression ist Ausdruck des Zusammenbruchs der depressiven Strategien, der depressive Mensch ist buchstäblich am Ende:

- Er hat keine Kraft mehr und versucht doch immer wieder entsprechend den alten Mustern zu handeln.

○ Die Abwertung des depressiven Menschen ist akut und beherrschend.
○ Alle die Gefühle, die verbunden sind mit einem Zusammenbruch wie Müdigkeit, Enttäuschung, Abwertung, Verzweiflung und Apathie, treten stark und unkontrollierbar auf.
○ Gefühle des Versagens und des Ungenügens und vor allem sehr viel Angst beherrschen den manifest depressiven Menschen: Angst bezüglich dessen, was mit ihm jetzt passiert, dem er ausgeliefert scheint, und Angst, wie es weitergeht.
○ Es bestätigt sich alles, was er die ganze Zeit befürchtete, und er ist hin- und hergerissen zwischen den Strebungen, sich fatalistisch seinem Schicksal zu ergeben und sich doch wieder dagegen aufzulehnen, zwischen Nicht-annehmen-Können, Nicht-akzeptieren-Wollen und doch wieder Sich-gehen-Lassen.

Es ist ein ständiges Hin und Her, ein ständiger Kampf zwischen den alten Mustern, den alten Bewertungen und den Zwängen dieser Muster und dem Nicht-mehr-Wollen und Nicht-mehr-Können und Nicht-mehr-Wollen-Wollen. Was aber immer bleibt, ist die Unfähigkeit, sich in dieser Unvollkommenheit, in diesem Zustand des Versagens anzunehmen.

In der Manifestdepression ist der Zustand der Überforderung sowohl für den depressiven Menschen wie für sein Umfeld nicht mehr zu verheimlichen. Der depressive Kreis schließt sich, in dem sowohl das Umfeld wie auch der depressive Mensch in dieser Situation überfordert sind.

Er ist am Ende, fühlt sich unfähig, in der gewohnten Art zu reagieren. Er weiß, wie er sich verhalten müsste, weiß, was es für ihn bedeutet, nicht mehr so zu agieren, aber es geht nicht mehr. Bei allen verzweifelten Versuchen, doch wieder zu funktionieren, wird dies immer offensichtlicher.

Exkurs: Die Manie

Ein wichtiger Punkt ist in diesem Zusammenhang noch zu erwähnen. Meist bleibt eine Latenzdepression zeitlebens latent oder wechselt in eine manifeste Form. Nun gibt es aber noch eine weitere Möglichkeit der Entwicklung, nämlich den Übergang von der latenten Depression in die *Manie*.

Am einleuchtendsten ist es, wenn wir uns ein kleines Kind vorstellen. Wenn es sehr müde ist und die Eltern den Zeitpunkt verpassen, es ins Bett zu legen, kann es in einen Zustand hineingeraten, den man besten so beschreiben kann: Es ist überdreht, wie aufgezogen, innerlich überspannt und überaktiv. Es macht all das, was es sonst nicht mehr macht: Es übersteigt die Grenzen, ist maßlos, umtriebig und auf keine Art zu bremsen.

Es scheint also bei einer extremen Übermüdung einen Zustand zu geben, der sich auszeichnet als eine Form der Überspannung, Überreizung und der sich in extremen Verhaltensweisen und übersteigerten Aktivitäten manifestiert, um dann, einem Zusammenbruch ähnlich, in den Schlafzustand zu wechseln.

Eine solche Phase kann auch bei extremer Überforderung im Rahmen der latenten Depression auftreten. Dann kommt es nicht zu einem Zusammenbruch mit allen Zeichen einer Erschöpfung, sondern es kommt zu dem paradoxen Zustand der Übersteigerung der Aktivitäten, des Selbstwertes und der Selbsteinschätzung. Es ist ein Hinausschieben des Zusammenbrechens, ein Verlängern der Überforderung, was man als manischen Zustand oder manische Phase bezeichnet.

Auch hier sind wiederum alle möglichen Formen der Übersteigerung, alle möglichen Formen der Ausprägung möglich. Ein Zusammenbruch der manischen Phase führt aber praktisch immer in eine Manifestdepression. Höchst selten beruhigt sich der Zustand so, dass ein Latentwerden der Depression möglich wird.

*****

Ich bin davon ausgegangen, dass im äußeren Erscheinungsbild einer Manifestdepression auch die Dynamik ihrer Entstehung nachweisbar und sichtbar sein soll, nämlich das Moment der Selbstüberforderung. Eine Beschreibung der Manifestdepression ist ebenso eine Beschreibung der Latenzdepression und muss Gültigkeit für die ganze Bandbreite depressiven Handelns haben.

Die Beschreibung der Manifestdepression ist nur ein einfacher Einstieg, um alle Phänomene depressiven Verhaltens genauer und besser erfassen zu können. Unterschiede bestehen nur in der graduellen Ausformung der Begleitsymptome und damit im deutlicheren oder bewussteren Erleben der depressiven Symptomatik und in den Reaktionen auf diesen Zustand. Anders gesagt:

In der Manifestdepression leidet der Depressive offensichtlicher an seinem Verhalten, wobei »offensichtlich leiden« nicht gleichgesetzt werden darf mit »mehr oder intensiver leiden«. Der manifest Depressive leidet offensichtlich, weil er sein Leiden vor sich weniger verbergen kann, sein Zustand ihn zunehmend ermüdet und er sich stärker dagegen auflehnt. Das depressive Verhalten zehrt das Individuum aus, was nichts anderes heißt, als dass die Länge der Latenzdepression und die Ausprägung des depressiven Verhaltens das Bild der Manifestdepression prägen.

Daher kommen die Aspekte des Erlebens in der Manifestdepression deutlicher zum Ausdruck bei lang dauernden latenten Depressionen, weil der Mensch so erschöpft oder die innere Dynamik in so extremer Ausprägung vorhanden ist, dass das Individuum wie blockiert oder gelähmt ist. Dass dann auch die emotionalen Faktoren stärker in Erscheinung treten, ist offensichtlich.

Dass die *innere Beziehung* der Depressiven zu sich selbst Ursache solcher emotionaler Extremzustände und damit das Eigentliche der Depression ausmachen, ging bei der üblichen Betrachtung der Depression völlig unter. Es ist aus der dauernden Selbstüberforderung heraus, dass die depressiven Menschen zunehmend in einen Erschöpfungszustand mit den entsprechenden emotionalen und körperlichen Äußerungen und Ausdrucksformen geraten, wie Enttäuschung, Trauer, Unzufriedenheit, Müdigkeit. Die Manifestdepression zeigt in aller Schärfe und mit verletzender Klarheit das Scheitern und den Bankrott der depressiven Muster. Sie ist Ausdruck, dass diese Strategien die depressiven Menschen überfordern und an den Rand ihrer Kräfte bringen, dass die depressiven Menschen nicht einhalten, die Situation analysieren und ihr Verhalten reflektieren können, dass sie nicht in der Lage sind, ihr Verhalten zu modifizieren und den inneren und äußeren Gegebenheiten anzupassen und dass sie keine adäquaten Konfliktlösungsstrategien besitzen, wie es auch kein sinnvolles Krisenmanagement gibt.

Die Manifestdepression zeigt mit aller Deutlichkeit die Verletzlichkeit und Kraftlosigkeit der depressiven Menschen, die Auswegslosigkeit, in der sie sich befinden, sie offenbart, dass die depressiven Menschen in bestimmten Mustern gefangen sind, weist hin, dass es solche Muster gibt, und macht sichtbar, welcher Art diese Muster sind und wie die Betroffenen darauf reagieren. Weiter zeigt sich, dass in der Manifestdepression die gleichen Mechanismen eine Rolle spielen wie in der latenten. Mit der manifesten Depression gehen diese nicht verloren, werden nicht verändert, sondern sie spielen in der gleichen Weise weiter und prägen alle Versuche des depressiven Menschen, aus der Depression zu kommen. Die depressiven Muster sind so starr und gewaltig, dass sie auch in der Extremsituation der manifesten Depression weiter wirksam sind. Das meine ich, wenn ich sage, dass der depressive Mensch Gefangener seiner Geschichte und Gefangener seiner depressiven Überforderungsmuster ist. Und deshalb betrachte ich diese Mechanismen als *die* Antwort auf die Frage, wie eine Depression zustande kommt und was eine Depression wirklich ist.

Die Mechanismen der Selbstüberforderung laufen nach inneren Gesetzmäßigkeiten ab, und das depressive Verhalten offenbart die Regeln, nach denen die depressiven Menschen funktionieren, nach denen sie leben müssen und denen ihr Denken, Verhalten und Fühlen gehorchen. Und diese inneren Regeln, diese innere Dynamik prägen und bestimmen den Lebensstil der Depressiven. Es sind deshalb nicht die emotionalen Symptome, die grundlegend sind. Sie sind eher die Begleiterscheinungen der depressiven Überforderungsstrategien und des sich selbst überfordernden Lebensstils, die emotionale Reaktion auf das Scheitern der depressiven Überforderungsstrategien und auf den neuen und ungewohnten Zustand. Sie sind aber ebenso emotionaler Untergrund und emotionale Grundstimmung, in denen der depressive Mensch sich sein ganzes Leben lang befindet.

Beispiel einer Manifestdepression

Nachfolgend das Beispiel einer Frau, die unmerklich in eine Manifestdepression geriet, ohne Voranmeldung, ohne äußere Anzeichen. Dieses Beispiel zeigt deutlich, wie alles Vertraute zusammenfällt und allmählich ein Zustand entsteht, der fremd und bedrohlich ist.

Frau Stein arbeitet seit mehr als zehn Jahren im gleichen Betrieb, als Verkäuferin in einem Kosmetikgeschäft. Man schätzt ihre Zuverlässigkeit, ihre Erfahrung, ihren angenehmen Umgang mit den Kunden. Wann immer Schwierigkeiten auftreten oder eine etwas heiklere Kundschaft wartet, ruft man Frau Stein. Durch nichts ist sie aus der Ruhe zu bringen, jedes Problem löst sie und sie bleibt, wie hektisch es auch sei, ruhig und freundlich. Sie ist eine Mitarbeiterin, wie man sie sich nur wünschen kann.

Ganz still und heimlich hat sich aber in den letzten Monaten eine Veränderung angezeigt, die für ihre Kolleginnen nicht erkennbar ist, für Frau Stein aber sehr. Angefangen hat alles damit, dass sie immer müde war, am Morgen fast nicht mehr aufstehen konnte und am Abend todmüde nach Hause kam. Die Nächte waren lang, weil sie fast nicht mehr schlafen konnte. Sie wehrte sich gegen diese Zustände, ändern aber konnte sie nichts. Die Arbeit fiel ihr immer schwerer, sie zweifelte an sich, die Sicherheit und Selbstverständlichkeit, die sie die letzten Jahre aufgebaut hatte, waren hin. Sie bekam Angst vor den Kunden, hatte Angst, zu vergessen und nicht das sagen zu können, was wichtig und notwendig war. Sie verlor zunehmend ihr Selbstvertrauen und war ständig unter Druck, etwas falsch zu machen. Sie ertappte sich, wie sie Arbeiten, die sie vorher sofort anging und anpackte, vor sich herschob, bis sie dann irgendwann einmal an ihre Erledigung ging. Sie hatte Mühe, sich zu entscheiden, und Angst, falsch zu entscheiden. Sie erlebte sich als immer zögerlicher, brauchte für alles mehr Zeit, alles kostete sie mehr Kraft und Energie, nichts mehr ging selbstverständlich, nichts mehr ging im Fluss. Die Arbeit, die ihr vorher Freude bereitete, machte nur noch Angst. Ständig zweifelte sie an sich und diese Veränderung ängstigte sie. Sie sah, dass es anders war als vorher, sah, dass sie nicht mehr so effizient, nicht mehr so unbekümmert bei der Arbeit war, und sorgte sich, weil sie keine Möglichkeit sah, etwas zu verändern.

Sie zog sich zurück, mied die gemeinsamen Pausen, versuchte, Zeit zu gewinnen, und fürchtete sich vor dem Kontakt mit den Mitarbeitern. Sie fürchtete sich vor ihren Fragen und vor allem vor sich, weil sie nicht mehr wusste, was sie sprechen sollte, sie hatte Angst, dass ihr die Ideen ausgingen, dass sie langweilig und leblos erscheinen würde.

Sie war völlig verbissen in ihrer Arbeit, empfand jede Ablenkung, jeden Kontakt als Störung, erlebte ihre Kollegen negativ, empfand sich anders als die anderen und mied so jeden Kontakt. Ihr Zustand machte ihr Sorgen, sie grübelte, musste immer an die Arbeit denken, dass es nicht mehr ging wie früher, dass sie Fehler machen könnte. So hatte sie immer mehr mit sich selbst zu tun, konnte sich immer weniger auf die Arbeit selbst konzentrieren, und es passierten ihr immer wieder Fehler, die sie vorher nicht gemacht hatte. Sie verbrauchte ihre Kraft, die Fehler zu korrigieren, mögliche Fehler zu verhindern, und bekam so laufend die Bestätigung, dass sie sich auf sich nicht mehr verlassen konnte und dass ihr tatsächlich Fehler unterliefen. Sie war ständig in Angst, Termine zu vergessen, Informationen zu verwechseln, konnte immer weniger schlafen, dachte an den vergangenen Tag, musste gedanklich die Arbeitsabläufe durchdenken und nach möglichen Fehlern suchen. Am Morgen fing alles wieder von vorne an. Die Angst ließ sie nicht mehr los, die Angst vor dem »Wie weiter« und die Angst vor dem Ende: »*Wie lange kann ich noch, wie lange halte ich noch durch und wie lange macht das Geschäft noch mit?*« Denn eines war ihr immer klar, so konnte es nicht weitergehen, es war alles eine Frage der Zeit, bis es hieß: »Es tut uns Leid, aber leider geht es so nicht mehr mit ihnen.«

Bei allem aber war die Überzeugung fest und unumstößlich: »Ich gebe nicht auf, ich will, dass es weitergeht, ich will den Kopf über Wasser halten, ich will nicht untergehen.«

Sie fand keine Zeit mehr für Erholung, keine Zeit und Muße mehr für Entspannung, überhaupt keine freie Zeit mehr, obwohl sie wenig machte, sich nicht aufraffen, nichts in Angriff nehmen konnte, sondern herumlag, wenn sie nicht arbeitete, nichts tat und grübelte.

Sie vernachlässigte sich und alles und hatte immer das Gefühl, dass ihr die Zeit davonlaufe. Sie verstand sich nicht mehr, zog sich zurück, wurde komisch und scheu. Ihre sozialen Kontakte stellte sie ganz zurück, Hobbys pflegte sie keine mehr, sie arbeitete nur noch, und in der freien Zeit grübelte sie, dachte über ihren Zustand nach und verzweifelte immer mehr. Sie war nicht mehr im Lot, war sich fremd, kannte sich nicht mehr und musste schauen, überhaupt über die Runden zu kommen. Sie hatte keine Freude mehr, keine Sicherheit und keine Bestätigung. Alles ging langsam und beschwerlich, alles war Kampf.

War am Anfang die Arbeit das Problem, so wurde sie zunehmend für sich selbst ein Problem: Sie hatte Mühe mit sich, verstand sich nicht mehr, verstand nicht, was plötzlich los war, warum die einfachsten Arbeiten nicht mehr gingen, weshalb sie Fehler machte, sich nicht mehr konzentrieren konnte, wie alles schwierig und mühsam wurde. Sie war doch noch die gleiche Person, und doch war alles ganz anders. Stundenlang kreiste sie um die Frage nach dem Warum. Sie war immer müde, immer zerschlagen, immer hoffnungsloser auch und deprimierter. Sie hatte immer mehr Mühe mit sich, konnte sich nicht ausstehen, konnte sich auch nicht mehr anschauen, hatte so genug von sich und konnte doch nicht anders als immer weiter und immer wieder neu, obwohl die Angst und die Kraftlosigkeit sie fast umbrachten. Ihr Kopf kam ihr manchmal vor wie ein Schlachtfeld. Die Gedanken tobten nur so in ihrem Hirn, drehten sich in einem fort, ohne Anfang und Ende. Sie konnte nie aufhören zu denken, und sie spürte auch, wie sehr sie das zusätzlich ermüdete.

Dazu kam die Angst, die anderen könnten ihren Zustand bemerken, könnten sehen, wie sie Fehler machte und komisch wurde. Dass die ganze Anstrengung umsonst war, zeigte sich ihr erst später. Denn die Kolleginnen merkten sehr schnell, dass etwas nicht stimmte, dass etwas sich verändert hatte, dass Frau Stein nicht mehr so locker war wie früher, dass sie bedrückt und still geworden war. Was sich aber in ihrem Inneren abspielte, davon hatten sie keine Ahnung. Sie wussten nichts von ihren Ängsten und Zweifeln, von ihren Befürchtungen und Sorgen. Die Kollegen spürten ihre Veränderung, erlebten sie gereizter, unnahbarer, kritischer und vor allem weniger wohlwollend. Sie verstanden sie nicht, hatten zum Teil auch Angst vor ihr und mieden sie ihrerseits.

Das Arbeitsklima veränderte sich, es gab kaum mehr ein Lachen, keine Witze mehr, nur noch ein verbissenes Arbeiten in einer bedrückenden und belastenden Stimmung.

Das änderte sich, als Frau Stein einmal äußerte, sie könne einfach nicht mehr, sie sei depressiv. Mit diesem »Outing« nahm sie sich Druck weg, die Kollegen verstanden plötzlich, was los war, bezogen das Sichzurückziehen von Frau Stein nicht mehr als Aggression auf sich, als ein Vermeiden des Kontaktes mit ihnen. Sie nahmen ihr Arbeiten ab, gingen auf sie zu, fragten nach ihrem Befinden. Die ganze Arbeitsatmosphäre lockerte sich, wurde wieder normal.

Frau Stein ging in eine Therapie, versuchte nicht mehr, mit allem allein fertig zu werden, gestand sich also ein, allein nicht mehr weiterzukommen, Hilfe zu benötigen und sie jetzt auch annehmen zu wollen.

An diesem Beispiel finde ich eindrücklich, wie der Zusammenbruch des bisherigen Lebens sichtbar wird. Alles, was vorher Gültigkeit hatte: Zuverlässigkeit, Pflichtbewusstsein, Freude und Erfolg an der Arbeit, bröckelte ab. Allmählich veränderte sich alles. Neues, Fremdes und Bedrohliches traten ins Leben von Frau Stein. Das Leben veränderte sich und machte alles schwierig, Kräfte raubend und mühsam. Eindrücklich ist zu sehen, wie die Manifestdepression langsam von der Frau Besitz ergriff. Das Beispiel zeigt aber auch, wie der depressive Mensch mit allen Mitteln versucht, das Leben in den gewohnten Bahnen weiterzuführen, wie es ihn immer mehr Kraft kostet und immer weniger gelingt. Wie das, was man am meisten fürchtet, nämlich Fehler zu machen, zu versagen, die Leistungen nicht mehr zu bringen, wie genau das eintritt und plötzlich so real wird. Es zeigt, wie ohnmächtig der depressive Mensch ist, wie ausgeliefert und wie er versucht, mit allen Mitteln wieder der zu sein, der er vorher war. Er versucht das mit genau den Mitteln, die ihn in diesen Zustand gebracht haben, mit noch mehr Einsatz, mit noch mehr Anstrengung, Verbissenheit und Selbstüberwindung.

Die latente und manifeste Depression

Es wird deutlich,

- wie die manifeste Depression das Leben in zunehmendem Maße bestimmt,
- wie die depressiven Muster immer dominierender werden und die persönliche Freiheit immer eingeschränkter,
- wie die betreffende Person immer weniger in der Lage ist, das bisherige, gewohnte Leben weiterzuführen,
- wie Selbstzweifel und Unsicherheit sich ausbreiten und in jede noch so kleine Tätigkeit hineinwirken,
- wie die betreffende Person immer weniger zu Hause ist in sich und in ihrer gewohnten Umgebung.

Es zeigt auch,

- was alles in der betreffenden Person vorgeht, welche inneren Kämpfe sie ausficht, bis für Außenstehende etwas sichtbar wird,
- wie dominierend in all ihren Schattierungen und Ausprägungen die Angst ist,
- wie es hauptsächlich um Versagen und Angst geht und wie sehr diese Gefühle von der ganzen Person Besitz ergreifen,
- wie der depressive Mensch sich immer mehr um sich dreht, von den eigenen Problemen besetzt wird, sich emotional zurückzieht und alle Kraft mobilisiert, um überhaupt noch zu funktionieren,
- wie er zusehends die Kontrolle über sich und sein Handeln verliert und die Quantität und Qualität der Arbeit zwangsläufig abnehmen,
- wie sehr Verzweiflung und Erschöpfung immer mehr überhand nehmen,
- wie sehr das Umfeld betroffen ist und in das gesamte depressive Geschehen einbezogen wird.

Deutlich zeigen sich die Überforderungsmuster und der depressive Zirkel, wie sie sich gegenseitig beeinflussen, verstärken und einen Kreis bilden. Es ist interessant, zu verfolgen, wie diese depressiven Strukturen ein Netz schaffen, in dem sich der Mensch verstrickt und mit seinem Kampf und Bemühen immer mehr ermattet, bis er nicht mehr mag und sich, wie in diesem Beispiel, offenbart. Damit aber verlangsamt sich der depressive Prozess und es beginnt eine Veränderung und Verbesserung.

11. Kapitel
Emotionale und körperliche Symptome der Depression

Es ist wichtig und notwendig, bei der Erfassung der Depression die emotionalen Symptome nicht in den Vordergrund zu stellen und sie auch nicht als Ausdruck der Depression schlechthin gelten zu lassen.

Wenn man trotzdem von den emotionalen Symptomen ausgeht, die man gemeinhin zu den entscheidendsten Charakteristiken der Depression zählt, dann zeigt sich bei näherem Betrachten, dass scheinbar Klares und Eindeutiges letztlich gar nicht so klar und eindeutig ist. Es zeigt sich, dass man mit Recht den scheinbar typischen Depressionsbildern, die sich vor allem auf die Stimmungslage abstützen, misstraut. Auch andere Meinungen, die v.a. Energieverlust, Interesselosigkeit und Abnahme der Fähigkeit, etwas zu genießen, also die Genussfähigkeit ins Zentrum stellen, versagen, wenn man daran denkt, wie die körperlichen Symptome das Bild der Depression prägen und damit das so genannte eigentlich Depressive immer mehr verschleiern und verdecken. Man sieht, dass das, was man bisher als typisch depressive Erscheinungen angesehen hat, nicht zur genauen Erfassung einer Depression geeignet ist und dass das, was man als typisch depressiv betrachtete, nur mehr Randphänomene sind, zwar nicht ohne, aber doch nur mit geringem Aussagewert.

Meiner Meinung nach haben die emotionalen Symptome einer manifesten Depression dreifache Bedeutung:

1. Die Symptome sind Ausdruck der depressiven Grundstimmung, wie sie diese Menschen seit ihrer Kindheit in sich tragen.

Wir haben davon gesprochen, dass Menschen mit depressiven Mustern seit frühester Kindheit von einem Hauch von Trauer, Einsamkeit und Melancholie umgeben sind, dass über allem der Schleier einer ungestillten Sehnsucht liegt, die fester Bestandteil ihres Leben ist.

Ihre emotionale Bedürftigkeit und ihr intensives emotionales Befinden tragen sie in sich, werden nicht nach außen gebracht und nicht kommuniziert. Die Menschen wirken in sich gekehrt, traurig, ernst und still und scheu. Je nach dem Grad ihrer Überforderung dringen diese Gefühle mehr nach außen, können weniger zurückgehalten werden und bestimmen stärker das äußere Erscheinungsbild depressiver Menschen. Wenn wir uns das Leben dieser Menschen als Kinder vor Augen führen, sind es nicht zuletzt diese Stimmungen, in denen sich all die kindlichen Erfahrungen und Verarbeitungen widerspiegeln und im späteren Leben fortsetzen: Einsamkeit, Trauer, Wehmut und Gefühle des Versagens, des Überfordert- und Verlorenseins sind die Grundstimmungen, die sie als Färbung ihres Befindens das ganze Leben hindurch begleiten oder die sich in jeder möglichen Lebenssituation manifestieren können, häufig gerade dann, wenn sie scheinbar unpassend erscheinen.

Ob in Beziehungen oder allein lebend, es sind diese Grundgefühle, die die Depressiven begleiten und sehr oft lebensbestimmend werden. Sie sind immer da als permanenter Untergrund, als Hauch oder Atmosphäre, die alles umgibt, oder als prägende Stimmung in gewissen Momenten. Was aber immer mehr oder weniger diese Menschen begleitet und sich in ihrer Persönlichkeit niedergeschlagen hat:

- Sie sind nicht verwurzelt in dieser Welt.
- Sie hängen nicht so sehr am Leben.
- Nicht selten steckt eine latente oder manifeste Todessehnsucht in ihnen.

Ebenso ist es mit der Angst. Während der ganzen Latenzzeit der Depression ist die Angst präsent und bestimmt wesentlich ihr Leben. Was deutlich wird, wenn sie einmal anders handeln, als ihre Muster es eigentlich verlangen. Dann bezahlen sie das mit starken, bewusst erlebten und leidvoll empfundenen Ängsten. Dann spüren sie, wie sehr Ängste sie gefangen nehmen, wie sehr sie das Feld abstecken, innerhalb dessen sie sich bewegen dürfen.

Ein Verlassen dieses engen Rahmens lässt diese Ängste sofort deutlich hervortreten, die sonst mehr oder weniger unbemerkt in ihnen schlummern, aber deshalb nicht weniger bestimmend sind. Für depressive Menschen, in welcher Phase sie sich auch befinden, gibt es kein Leben ohne Angst. Angst ist ihr stiller Begleiter und zu jeder Zeit bereit, manifest zu werden.

2. Emotionale Symptome sind Ergebnis der depressiven Überforderungsstrategie.

Sie sind Ergebnis der Übermüdung, die meist irgendwann in eine Erschöpfung mündet.

Die emotionalen Aspekte einer Manifestdepression sind Zeichen dieser Erschöpfung.

- Die emotionalen Symptome sind Zeichen der Erschöpfung, des Nicht-mehr-Könnens, -Wollens und -Mögens: Müdigkeit, Energieverlust, Lustlosigkeit, Freudlosigkeit, Perspektivlosigkeit sind die sichtbaren Zeichen dafür. Ebenso dazu gehören Gefühle wie: unmotiviert, leer, interesselos, apathisch, verzweifelt oder stumpf und teilnahmslos.
- Die manifest depressiven Menschen trauen sich nichts zu,

fühlen sich sofort und jederzeit bedroht, zweifeln an allem, können sich nicht aufraffen, wissen auch nicht, weshalb oder wozu sie sich aufraffen sollten. Sie sind gleichgültig, abgelöscht, ohne Begeisterung und inneres Feuer: Dies sind Stimmungen und Gefühle, die als Folge einer Erschöpfung und einer endlosen Müdigkeit auftreten können.
- Emotionale Reaktionen bestimmen das Erleben, wenn der depressive Mensch erkennt, wie sehr die depressiven Muster sein gesamtes Leben bestimmen, wie sehr er Sklave der Überforderungsmuster ist und wie wenig selbstbestimmend er sein Leben gestaltet. Neben der Verzweiflung und dem Schock breiten sich Gefühle der Ohnmacht, der Hoffnungslosigkeit, der Sinnlosigkeit und der Trauer aus.
- Dazu gehört auch, dass emotionale Reaktionen auf die ergebnislosen Versuche des Depressiven, die Depression zu überwinden und sich aus ihr zu befreien, ganz sicherlich nicht ausbleiben. Es handelt sich dann um Gefühle der Verzweiflung, der Angst, Verunsicherung und Gefühle der Auflehnung, Enttäuschung und Resignation.
- Ebenfalls hierher gehört, dass emotionale Symptome Reaktionen des Depressiven sind auf sein Gesund-sein-Wollen und nicht -Können, also die Erfahrung der Hoffnungslosigkeit und Ohnmacht. Zu sehen, dass man gar nicht anders kann, dass man im Muster gefangen ist, macht traurig, passiv, lethargisch und lähmt. Man kreist immer um die gleichen Themen und findet doch keine Lösung, sieht doch keinen Ausweg. Auch das macht müde, hoffnungslos, kann verbittern oder auch einen Menschen zynisch oder aggressiv, unglücklich und unzufrieden werden lassen.

3. Emotionale Symptome sind Reaktionen des Menschen auf die Depression und eine Reaktion auf die Diagnose oder auf die Vorstellung, depressiv zu sein.

Sie reagieren auch, und das haben wir deutlich gesehen, auf die Haltung und Einstellung der Umwelt auf ihr Depressivsein, die das Gefühl der Ohnmacht verstärken. Immer wieder von neuem zu erfahren, dass man seinen depressiven Mustern ausgeliefert ist, man sich anders verhalten will und doch nicht kann, dass man gegen außen gezeichnet und abgestempelt ist, und mit der Gewissheit zu leben, das Gesicht zu verlieren, vermittelt das Gefühl des Unvermögens und des Ausgeliefertseins. Das wiederum vermag Gefühle der Trauer und der Verzweiflung zu wecken, der Enttäuschung und der Niedergeschlagenheit, die in der Folge Energie- und Interessenverlust und reduzierte Genussfähigkeit nach sich ziehen.

Damit aber sind diese emotionalen Befindlichkeiten klar Folgeerscheinungen, sekundäre Symptome, wie wir sie auch als Auswirkungen von körperlichen Erkrankungen kennen und die als solche nicht spezifische Zeichen der Depression sind.

Einen Punkt möchte ich in diesem Zusammenhang noch aufnehmen, den wir eingangs schon erwähnt haben: Die Depression ist ein physischer und psychischer Zustand mit *geringem Prestige*. Die depressiven Menschen laufen in unseren Leistungsgesellschaften Gefahr, disqualifiziert und stigmatisiert zu werden. Damit wird auch klar, dass die depressiven Menschen alles tun, um nicht depressiv zu werden oder als depressiv zu gelten, denn mit der Depression können sie sich keinen Gewinn und keine Zuwendung holen. Also verstecken sie eher ihre depressive Symptomatik und legen sich nach außen ein anderes Bild zu, versuchen stark, initiativ, aufgestellt, zuversichtlich, souverän und positiv zu wirken, um damit ein depressives Erscheinungsbild zu verschleiern.

Solche Überlegungen sollten uns insgesamt im Umgang mit der Diagnose Depression vorsichtig werden lassen. Vorsichtig auch deshalb, weil deutlich wird, wie schwierig eine Depression als Depression zu erfassen ist, wenn wir nur von außen an sie heransehen und der Depressive alles tut, um die Depression zu verheimlichen – bis die Kraft zum Verbergen und Verheimlichen nachlässt.

Die SOMATISIERUNG DER DEPRESSION, das heißt die körperlichen Symptome eines depressiven Zustandes, ist in aller erster Linie Ausdruck, Resultat, Ergebnis der depressiven Überforderung. Sie sind körperliche Folge und körperliche Auswirkung der dauernden Überforderung und nicht eine andere oder verschleierte Form der Depression, Zeichen einer tiefen Müdigkeit, eines Zusammenbruchs der psychischen Spannkraft: Die Batterien sind leer. Deutlich sichtbar werden sie als Reaktion auf die Überforderung sowohl vor wie auch während und nach einer manifesten Depression. Hinzu kommen, weder gesucht noch beabsichtigt, aber dankbar vom depressiven Menschen entgegengenommen, folgende Funktionen der körperlichen Symptome:

○ Sie geben der Depression einen »legalen« Anstrich und verhelfen zu einem sozialverträglichen Ausdruck eines psychischen Ausnahmezustandes.
○ Sie schaffen einen sanktionierten Schon- und Schutzraum.
○ Sie vermeiden oder lindern Schuldgefühle und Ängste.

Nur im Zusammenhang mit der depressiven Überforderung sind die körperlichen Erscheinungen eindeutige Symptome einer Depression. Das muss man klar festhalten. Einleuchtend wird es, wenn man sich vor Augen führt, wie häufig gerade die für eine Depression so typischen körperlichen Symptome bei Menschen sichtbar werden, die ohne ihr Wissen eine körperliche Krankheit in sich tragen. Sie zeigen dieselben körperlichen Symptome, sind deswegen aber nicht depressiv: Sie sind niedergeschlagen, müde, interesselos, ängstlich, ohne Freude, sie zeigen sich beunruhigt, weil sie sich so anders erleben als sonst. Wenn dann aber eine medizinische Diagnose ausgesprochen wird, verschwindet ein Großteil dieser Symptome, und sie sind erleichtert, dass sie endlich Klarheit über ihren Zustand haben und sich und ihren Zustand besser verstehen können. Sie sind froh, dass es eine körperliche Erkrankung ist und nicht etwas Psychisches, sie also etwas »Richtiges« haben und sich nicht nur etwas einbilden. Dies ist nicht nur der Fall bei schleichenden Erkrankungen, die noch nicht richtig zum Ausbruch gekommen sind, sondern das Bild zeigt sich ebenso zum Beispiel bei einer Grippeerkrankung, die sich längere Zeit hinzieht.

Aber auch in anderen Situationen zeigen Menschen so genannte depressive Bilder, ohne dass nur der geringste Zusammenhang mit einer Depression besteht, z.B. bei psychischen oder körperlichen Belastungen über eine längere Zeit, Entscheidungssituationen, die erwartet oder erduldet werden müssen, beruflichen Belastungen, wichtigen Terminen, die abgewartet werden müssen, familiären Belastungen. Sie alle können beim Menschen die gleichen Symptome hervorrufen wie eine Depression.

12. Kapitel
Der Endzustand der Depression

Die Erschöpfung als Erlösung

> Ein mögliches Ende sowohl der Latenz- wie der Manifestdepression ist die Erschöpfung, wenn der depressive Mensch physisch und psychisch am Ende ist und der Körper nicht mehr mitmacht und streikt.

Die depressiven Menschen wollen zwar noch weiter, die Kräfte aber fehlen, sie sind aufgebraucht, am Ende. Eigentlich können diese Menschen nicht nachgeben, geschweige denn aufgeben, das ist nicht in ihrem Konzept, sie würden es sich nie verzeihen, man macht das nicht, das gibt es nicht, eher würde man sterben. Sie treiben es weit, so weit, bis der Körper nicht mehr kann. Dass es dahin kommen kann, hat damit zu tun, dass der Körper nie ein Thema war. Der Körper ist einfach da, der macht mit, also ist es gar keine Frage, dass man auf ihn hören und für ihn Sorge tragen sollte. Und plötzlich kann der nicht mehr. Für den Depressiven ist es ein langsames und doch plötzliches Nicht-mehr-Können. Weil sie gar nicht auf ihren Körper geachtet haben, weil er in ihren Überlegungen nie eine Rolle spielte, konnten sie seine Zeichen gar nicht wahrnehmen oder interpretierten seine Signale und seine Ermüdungs- und Abnützungserscheinungen falsch. Sie spürten wohl, dass jedes Bemühen mit der Zeit mehr Kraft und Anstrengung kostete, dass sie für ein und dieselbe Leistung mehr Zeit und Energie aufwenden mussten. Dass das mit ihrem Bemühen, funktionieren zu müssen, zu tun haben könnte, damit, dass sie sich nie schonen, auf diese Idee kamen sie nicht.

Der Endzustand der Depression

Wir haben gesehen, dass Müdigkeit, Schwäche, Motivationsverlust und Unlust zu keiner Modifikation oder Änderung des Verhaltens führen, sondern die Depressiven im Gegenteil zu erneutem und vermehrtem Bemühen anstacheln und vor allem Anlass sind zu Selbstkritik und Selbstvorwürfen. Ein »*Was mache ich da falsch?*« oder »*Irgendetwas mache ich falsch*« kennen sie nicht. Wenn sie wollen, dann hat der Körper auch zu wollen. Dass sie damit Raubbau an ihrem Körper betreiben, ist ihnen nicht bewusst, kommt ihnen nicht in den Sinn. Wenn der Körper nicht mehr will oder nicht mehr kann, müssen sie sich umso mehr antreiben. Denn was wäre, wenn sie ihm nachgeben und sogar einmal im Bett bleiben würden? Würden sie denn, einmal zusammengebrochen, je wieder aufstehen, sich je wieder motivieren können? Die Angst, dass sie dann gar nichts mehr machen können, zu nichts mehr bereit sind, ist riesengroß. Darum handeln sie nach dem Motto »Wehret den Anfängen!«. Und auch das folgende Motto ist Teil ihres Denkens: »Einmal nachgegeben ist immer nachgegeben.« Das sind Befürchtungen, die sie erst recht antreiben, denn so weit dürfen sie es nicht kommen lassen.

Ihre Angst, sie würden einmal gar nicht mehr können, sich nur noch gehen lassen und nichts mehr wichtig nehmen, lässt sie nicht zur Ruhe kommen. Häufig erleben sie ihren Körper als Spielverderber, als etwas, was es ihnen zusätzlich schwer macht. Dass der Körper Recht haben könnte, dass er ihnen etwas sagen möchte oder könnte, was für sie von Nutzen wäre, ist jenseits ihrer Gedanken. Dass der Körper ein Verbündeter ist, der es gut mit ihnen meint, der ihnen helfen könnte, ihre Ziele zu erreichen, dass es sogar hilfreich ist, mit ihm zusammen ein Ziel anzugehen, ist so wenig in ihrem Denken enthalten wie auch dass das Hinhören auf den Körper, das Ernstnehmen seiner Zeichen und Signale erst das Erreichen ihrer Ziele ermöglichen, vielleicht in einem anderen Tempo, vielleicht in Etappen, vielleicht in längeren Zeiteinheiten.

o Für den depressiven Menschen ist der Körper ein reines Arbeitsinstrument und wird zum Feind und Spielverderber, wenn er nicht mehr mitmacht.
o Für den depressiven Menschen ist die Sprache des Körpers keine Hilfe, sondern ein Hindernis, ein Hemmnis und ein Widerstand, den es mit noch mehr Anstrengung gefügig zu machen gilt.
o So wie der depressive Mensch sich nie Ruhe gönnt, so gibt es auch für den Körper keine Erholung oder Nachsicht.

Man kann sich gut vorstellen, wie lange es dauert, wie lange der Körper geschunden und misshandelt wird, bis der Depressive loslässt. Dann allerdings geht wirklich nichts mehr. Wenn der Depressive dieses Stadium erreicht hat, hat er nachher kaum mehr die Kraft, wieder aufzustehen. Das Stehaufmännchen hat ausgespielt.

Zu groß waren die Mühe und Anstrengung der ganzen vergangenen Zeit, zu sehr ist der Körper verbraucht und zu stark hat der Wille ihn vorwärts getrieben, hat man sich dem Leistungsdruck gebeugt, war man der ständigen Angst vor dem Versagen ausgesetzt, zu lang andauernd waren der Stress und die psychische und physische Überforderung, zu lange und zu stark war man geknechtet von den depressiven Mustern, dass jetzt wirklich gar nichts mehr geht.

Sehr häufig erholen sich die Depressiven dann nicht mehr von diesem Zustand, sie können nicht mehr und wollen nicht mehr.

Zu lange haben sie sich abgerackert. Alle Bemühungen Dritter fruchten nichts, auch alles Zureden und Beschwören bringt nichts. Und auch die Zeit, die häufig Wunden heilt, versagt. Sie können und wollen nicht mehr.

Man könnte auch sagen, dass hier der Erschöpfungszustand in einem Dauerzustand chronisch wird, aus dem es weder ein Entrinnen noch ein Zurückgehen in den Zustand der Latenzdepression gibt. Es ist der chronisch gewordene Endzustand der Latenz- und der Manifestdepression.

Man darf diesen Zustand übrigens nicht mit einem Ausgebranntsein verwechseln, mit dem Zustand eines Burn-outs. Er ist sehr viel massiver, tief greifender und radikaler, ist Ausdruck und Ergebnis der depressiven Überforderung, auch wenn die beiden Bilder noch so ähnlich aussehen mögen.
 Ein solcher Erschöpfungsendzustand kommt nicht, ohne dass vorher in den allermeisten Fällen die Latenzdepression umschlug in eine Manifestdepression. Wo das nicht der Fall ist, mündet eine Latenzdepression häufig in eine körperliche Erkrankung, wie zum Beispiel in einen Herzinfarkt. Der Unterschied ist nur der, dass es für die Infarktpatienten wie für einen Menschen mit einem Burn-out meist nach sehr kurzer Zeit schon wieder weitergeht wie vorher. Sie sind nicht aus dem depressiven Verhaltensmuster ausgestiegen. Deshalb wiederholen sich die Infarkte so häufig, denn von dem chronischen depressiven Erschöpfungsendzustand halten sich die Betroffenen mit aller Macht fern.
 Wobei hier anzumerken ist, dass nicht jeder Infarkt Ergebnis einer depressiven Überforderung sein muss. Entscheidend ist die innere psychische Dynamik.

Die totale Verleugnung

Das Nichtbeachten der körperlichen Signale ist ein Grund der fortschreitenden Überforderung des depressiven Menschen. Und das Nichtwahrnehmen des Körpers und dahinter das nicht wirkliche und ganzheitliche Wahr- und Ernstnehmen der psychischen Dimensionen des Handelns sind Gründe, die schlussendlich die totale Verleugnung zur Folge haben. Dieser Endzustand ist die Kumulierung aller kleinen und großen Verleugnungen und Verletzungen im Laufe des Lebens einer oder eines Depressiven, auch im Sinne von Nichtwahrnehmen, Nicht-ernst-Nehmen und Missverstehen der psychischen und physischen Zeichen.

Wenn wir uns vorstellen, wie viel Energie der depressive Mensch ständig aufbringen muss, wie häufig er sich psychisch überfordert, indem er Dinge nur unter Angst tut, ohne Selbstvertrauen und Selbstsicherheit, wie sehr er ständig in einer »Prüfungssituation« steckt, wie er dauernd – von ihm so erlebte – Misserfolgserlebnisse wegstecken und verdauen muss, wie er sich laufend anders geben muss, als er sich fühlt, dann kostet all das eine unermessliche Kraft, und diesen Kraftverschleiß wegzustecken und ihm nicht in die Augen zu schauen fordert noch zusätzlich Energie. Ständig überfordert zu sein, die Überforderung auszuhalten und diese nicht als Überforderung wahrzunehmen, kann man auf die Länge nur, wenn man nicht zu genau hinschaut, wenn man sich selber täuscht. Aber auch das hat seinen Preis.

Nicht wahrnehmen bedeutet, dass all die psychischen Verletzungen und Überforderungen nicht wahrgenommen wurden, heißt aber auch, dass die Seele und der Körper nie das bekamen, was sie brauchten: Erholung, Pflege, Rücksichtnahme und Fürsorge.

Wenn wir jetzt vor allem beim Körper bleiben, dann deswegen, weil sich hier die Verleugnungen und Missachtungen am leichtesten zeigen lassen. Bei zunehmender Überforderung wird die Leistung, die der depressive Mensch erbringen muss, um auf die Körpersignale nicht mehr zu hören, immer größer. Je geschundener der Körper, umso leidender und verletzter ist er und umso hörbarer macht er sich. Um aber diese Töne nicht wahrzunehmen, muss der Depressive sie immer stärker überhören im Sinne von wegschauen und weghören. Diese Körperempfindungen muss er immer mehr verleugnen und dieses Verleugnen muss zu einem Grundmuster seines Verhaltens werden. Es gehört zum Grundmuster der Selbstüberforderung und macht es überhaupt möglich.

Dazu gehört auch:

○ Je enger die Spirale wird und je schneller sie sich dreht, umso weniger kann der Depressive auf sich Rücksicht nehmen und umso mehr muss er wegschauen.
○ Ein Großteil der Gefühle, der Wünsche, Hoffnungen, Erwartungen darf nicht angeschaut werden, hat keinen Platz im Leben der depressiven Menschen. Ebenso geht es mit Erfahrungen wie Verletzungen, Enttäuschungen und Misserfolgen. Auch hier muss der betroffene Menschen auf die Seite schauen und sie ignorieren.
○ Die Ängste, Unsicherheiten und alle die negativen Gefühle, die sich im depressiven Menschen eingenistet haben und jede Handlung und jedes Denken begleiten, muss der depressive Mensch von sich fern halten. Sonst könnte er gar nicht leben. Aber auch das fordert früher oder später seinen Tribut.

Natürlich tritt hier auch ein Übungseffekt dazu. Wer immer wegschaut, dem fällt es auch immer leichter, dies zu tun. Dass die depressiven Menschen nicht einfach nur verdrängen, wird darin sichtbar, dass sie sich ihre körperlichen Mühen und Schwierigkeiten auch zum Vorwurf machen.

Wie wir schon gesagt haben, ist das Muster der Selbstüberforderung überall gegenwärtig, auch im Umgang mit für den Depressiven negativen Körpersignalen und Gefühlsinhalten. Und wenn jemand nie auf sich hören, sich nie befragen darf, dann wird alles, was mit dieser Person zu tun hat, nicht gesehen, nicht beachtet und verleugnet. Vor allem aber auch die *Angst* darf nicht angeschaut werden, darf sich nicht zeigen: die Angst, das Ziel nicht zu erreichen, die Zeit nicht zu haben, die Kraft zu verlieren, zu versagen, sich nicht mehr zu getrauen und einmal nicht mehr zu wollen.

Diese Ängste dürfen so wenig wie möglich aufkommen, weil sie den Depressiven hindern, weil sie ihn lähmen könnten. Deshalb werden auch sie verleugnet oder mindestens klein gemacht oder klein gehalten.

Aus allem Gesagten wird klar, wenn die Verleugnung der Körpersignale und der Ängste und Befürchtungen und aller nicht erfüllten Erwartungen zum Lebensprinzip wird, dann kann es nur in einer Form enden, wo alles Lebendige, seien es nun Ängste oder Freuden nicht mehr wahrgenommen werden können, weil sie nicht wahrgenommen werden durften. Dann ist alles tot und leer und der depressive Mensch spürt sich nicht mehr. Sein Selbstüberforderungsmuster aber hat er nicht aufgegeben, nur läuft jetzt alles viel langsamer und zähflüssiger. Sichtbar wird aber nun das Muster der Selbstüberforderung, wie es ohne Ziel auf Entspannung, auf Bestätigung und Zufriedenheit weiterläuft. Es wird sichtbar, wie es ohne Sinn und Bedeutung leer läuft. Es hat sich selbst demaskiert. Jetzt ist nur noch das leere Muster, alles Lebendige und Menschliche ist abgestorben.

An den beiden Extremformen depressiver Zustände oder an den Endformen depressiver Entwicklung sehen wir deutlich die Grundstruktur depressiver Verhaltensweisen. Der eine überfordert sich bis zum Zusammenbruch, bis gar nichts mehr geht, bis der Körper nicht mehr kann und aussteigt. Das Sichüberfordern endet in der totalen physischen Überforderung.

Der andere überfordert sich weiter und geht mit den gleichen Erwartungen und Haltungen an etwas heran und handelt mit den gleichen Mustern der Verleugnung alles physischen und psychischen Erlebens. Aber der Mechanismus dreht leer, alles Menschliche, jegliches Erleben und Fühlen ist erloschen, kein Empfinden ist mehr möglich, nur das Muster dreht weiter, leer, ziellos, aber es dreht weiter. Der Preis dieser überfordernden Entwicklung ist nicht der körperliche Zusammenbruch, sondern das menschliche und emotionale Absterben.

Beides sind Formen, die kaum Chancen auf Genesung haben, weil die Betroffenen zu sehr und zu lang sich und ihren Körper geschunden und auf Kosten ihres Lebens und ihrer Lebensmöglichkeiten gelebt haben.

Teil 5
Erkennen und Verändern

13. Kapitel
DAS ERKENNEN (DIE DIAGNOSE) DER DEPRESSIVEN LEBENSSTRATEGIE UND PERSÖNLICHKEITSSTRUKTUR

Ich bin überzeugt, dass man unter dem Aspekt der selbstüberfordernden Lebensstrategie die Depression genau erfassen kann, dass man sehen kann, was das Eigentliche der Depression ausmacht, welches die Dynamik ist, wie sie sich manifestiert und welche emotionalen, motorischen, motivationalen und kognitiven Reaktionen auf die Selbstüberforderung auftreten können.

Ich bin ebenso überzeugt, dass mit dieser Sichtweise die Depression erfasst und gegen nichtdepressive Krankheitsbilder abgegrenzt werden kann. So wichtig es ist, depressive Bilder als solche zu erkennen, so entscheidend ist es, Erscheinungen, die der Depression ähnlich sind – wir haben sie emotionale Verstimmungen genannt – als nichtdepressiv abgrenzen zu können. Nur eine klare Erfassung und Abgrenzung des nichtdepressiven gegenüber dem depressiven Krankheitsbild schafft Klarheit. Zu vieles wird heute mit dem Etikett Depression beschrieben. Ich möchte es hier nicht noch einmal ausführen, nur ein Punkt soll noch einmal in Erinnerung gerufen werden:

Mit der vorschnellen Etikettierung emotionaler Zustände wie Lustlosigkeit, Interesselosigkeit, Niedergeschlagenheit und körperlicher Erscheinungen wie Antriebslosigkeit und Müdigkeit als Depression wird das Leiden depressiver Menschen banalisiert und die Schwere ihrer Beeinträchtigung verkannt. Die Grenzen müssen klar sein, sonst verstärken wir die heutige Situation mit ihren inflationären Tendenzen, überall Depressionen diagnostizieren zu wollen.

Die depressiven Verhaltensmuster haben verschiedene Auswirkungen, neben psychischen auch körperliche. Sie alle sind eindeutig im Zusammenhang mit der depressiven Selbstüberforderung zu sehen. Damit fällt zum Beispiel der Begriff der larvierten Depression weg. Wir brauchen ihn nicht mehr, weil die Depression klar als Depression erfasst werden kann und die körperlichen Symptome ihren eindeutigen Platz haben. Damit muss die Depression auch keine Zufälligkeits- oder Hilflosigkeitsdiagnose mehr sein.

Der Mechanismus der Selbstüberforderung erklärt sowohl das Muster depressiven Verhaltens wie auch die verschiedenen Auswirkungen und Begleiterscheinungen. Die Begleiterscheinungen bekommen ihre Bedeutung als depressive Reaktion auf dem Hintergrund der Selbstüberforderung. Damit können alle körperlichen Erscheinungen, die depressiven Ursprungs sind, als solche auch erfasst und damit erfolgreich behandelt werden. Es kann auch verhindert werden, dass jemand in Ermangelung einer klaren Diagnose als depressiv abgestempelt wird, was heute nicht selten geschieht.

Nehmen wir zum Beispiel die *Müdigkeit*. Die Müdigkeit ist eine mögliche Reaktion auf depressive Überforderung. Müdigkeit allein sagt aber überhaupt noch nicht aus, ob es sich um eine Auswirkung einer körperlichen Beeinträchtigung oder um eine depressive Ermüdung als Ergebnis einer depressiven Überforderung handelt. Nur auf dem Hintergrund der depressiven Selbstüberforderung aber wird klar, dass es sich eindeutig um die Auswirkung einer depressiven Überforderung handelt und demzufolge als Manifestation einer Depression zu gelten hat.

Das Erkennen der depressiven Lebensstrategie

> Unter der Perspektive der Selbstüberforderung, die die spezifische Dynamik und das eigentliche depressive Verhaltensmuster erklärt, lassen sich die depressiven Manifestationen eindeutig erfassen und einordnen.

Will jemand wissen oder muss er einen anderen Menschen daraufhin beurteilen, ob er oder sie depressiv ist, sollte am Ausgangspunkt immer die Frage nach dem »Wie« stehen:

- Wie geht der Mensch mit sich um?
- Wie steht er zu sich?
- Wie wirkt sich das bei mir als Betrachter aus?

Zuerst geht es um das Fragen, genaue Hinschauen und Hinhören und Verstehen:

- Verstehen, wie jemand in den verschiedenen Lebenssituationen mit sich umgeht.
- Verstehen, mit welchen Erwartungen und Forderungen an sich er dem Leben oder bestimmten Lebenssituationen gegenübertritt.
- Verstehen, wie jemand zu sich steht.
- Verstehen, welche Bilder er von sich hat.

> Die Frage nach dem Umgang mit sich, der Beziehung zu sich ist die zentrale Frage nach der Depression.

Erst auf dem Hintergrund und nach der Beantwortung dieser zentralen Frage können die einzelnen physischen und psychischen Manifestationen in einen eindeutigen Zusammenhang zum depressiven Muster gesetzt werden und klar gegen ähnliche oder gleiche Symptome ohne depressiven Hintergrund abgegrenzt werden.

Bei vielen körperlichen Erscheinungen, vor allem, wenn die

emotionale Komponente fehlt, denkt man heute nicht an eine depressive Erkrankung. Und dabei wird gerade dort, wo eine latente Depression im Hintergrund steht, der Mensch als funktionstüchtig und angepasst erscheint, das Wesentliche der Störung übersehen. Wie viele Leute haben Zwänge, Ängste, die sie nicht verstehen, Beziehungsstörungen, die sie leiden machen? Wenn man sich die Mühe macht, nach depressiven Mustern zu suchen, fallen die Überforderungsstrategien, nach denen diese Menschen handeln, sofort auf. Behandelt man diese Störungen als Depressionen, stellt man erstaunt fest, wie sehr sich diese Menschen mit einem Mal verstanden fühlen und sich selbst verstehen können und es möglich ist, zusammen den Weg aus der Depression zu gehen.

Das depressive Muster der Selbstüberforderung lässt sich durchgängig auf alle physischen und psychischen Manifestationen anwenden, um depressive von nichtdepressiven Manifestationen abzugrenzen. Damit haben wir auch ein Werkzeug in der Hand, um Symptome, auch solche körperlicher Art, die keinen unmittelbaren Zusammenhang mit der Depression erkennen lassen, auf ihre Wurzeln hin zu prüfen und so der Depression zuordnen zu können.

> Symptome sind entweder depressiv, dann sind sie Ausdruck oder Auswirkung depressiver Überforderung. Wenn dieser Zusammenhang nicht feststellbar ist, dann gehören diese Erscheinungen in einen anderen Zusammenhang, in einen anderen Erklärungskreis und haben mit der Depression nichts zu tun. Die Diagnose Depression darf nicht mehr weiter Sammelbecken für alle Phänomene sein, die man nicht erklären oder nicht verstehen kann.

> Bei Menschen, die folgende Verhaltensweisen oder Einstellungen zeigen, ist eine Depression möglich:

Die folgenden Verhaltensweisen können direkt abgefragt werden oder aus den Schilderungen des betreffenden Menschen gefolgert werden.

- *Die Depressiven sind nie zufrieden mit sich.*
- *Ihr Maßstab, den sie an sich anlegen, ist so hoch und die Forderungen, die sie an sich stellen, und die Erwartungen, die sie an sich haben, so unerfüllbar, dass sie immer versagen müssen.*
- *Sie kennen keine Entschuldigung und keine Nachsicht mit sich.*
- *Sie akzeptieren sich nicht so, wie sie sind, sie können sich nur annehmen, wenn …*
- *Sie sind müde, gestresst, kraftlos, überfordert und können doch nicht loslassen, sind nicht bereit, ihre Einstellung oder ihr Verhalten zu ändern.*
- *Sie sprechen nur von dem, was sie müssen. Was sie wollen, das gibt es nicht: Man hört nur müssen, müssen und noch einmal müssen.*
- *Sie klagen, dass sie nicht so fühlen, wie sie es doch eigentlich müssten, dass sie nicht so dankbar, so zufrieden oder glücklich sind, wie es doch eigentlich sein müsste.*
- *Sie sind geachtet und geschätzt und sie sind tüchtig und erfolgreich, hätten also gar keinen Grund, sich zu beklagen, vielmehr könnten sie zufrieden sein und sind es doch nicht. Da klafft etwas auseinander, da passt etwas nicht zusammen.*
- *Mögliche Einwände oder Entgegnungen nehmen sie vorweg: »Ich weiß schon, aber …«, »Ich weiß schon, ich sollte, müsste, könnte, aber …«.*
- *Sie gehen jedem Konflikt aus dem Weg, sie können sich nicht wehren, können auch nichts für sich einfordern.*

Das wäre eine Auswahl von Hinweisen, die die Diagnose Depression nahe legen. Alle Merkmale depressiven Verhaltens, die wir aufgezählt haben, können als Entscheidungshilfen herangezogen werden. Es geht darum, unser Auge zu schulen und mehr und mehr die depressiven Überforderungsstrukturen zu erkennen. Je sensibilisierter wir hinschauen und hinhören, umso mehr werden wir Menschen mit dieser Strategie auch erkennen können. Je mehr von den beschriebenen depressiven Verhaltensweisen und Einstellungen gefunden werden können, umso eher ist auf eine depressive Überforderungsstruktur zu schließen, umso größer ist die Wahrscheinlichkeit, dass der betreffende Mensch depressiv ist.

Weitere Hinweise:

| Die Haltung des Menschen zu sich selbst: |

Folgende Verhaltensweisen lassen an eine Depression denken:

- *Er ist streng, unversöhnlich, unnachgiebig und hart zu sich.*
- *Er verzeiht sich nichts.*
- *Er fühlt sich für alles schuldig und verantwortlich.*
- *Er macht sich klein und unbedeutend.*
- *Er fühlt sich minderwertig und wertlos.*
- *Er traut sich nicht wirklich etwas zu, trotz gegenteiliger Beteuerung.*
- *Er ist unzufrieden mit sich und seinem Leben.*
- *Er kann nie etwas als gut stehen lassen.*
- *Positive Äußerungen über sich und seine Leistungen fehlen. Man hört höchstens, was er noch anders, noch besser oder schneller machen könnte.*

| Die Stimmung, die den depressiven Menschen umgibt und die für die anderen spürbar ist: |

- *Wir spüren eine gewisse Schwere, einen Hauch von Traurigkeit.*
- *Es wird etwas spürbar von Ohnmacht, Ungenügen und Abwertung.*

- *Entgegentreten kann uns eine gewisse Einsamkeit.*
- *Aber auch ein Trotz – »Jetzt erst recht« – so etwas wie Eigensinn, Unbelehrbarkeit.*
- *Wir spüren die Angst, die er in sich trägt.*
- *Gefühle des Stolzes, der Selbstbestätigung oder Selbstzufriedenheit fehlen ebenso wie solche der Selbstsicherheit und des Selbstvertrauens.*
- *Es fehlt bei allem die Klarheit, Sicherheit, Entschiedenheit und Eindeutigkeit. Es ist alles diffus und schwammig.*

Gefühle und Gedanken, die in der Begegnung mit einem depressiven Menschen bei uns aufkommen – hinhören auf sich selbst:

- *Wir spüren in uns eine Hoffnungs- und Hilflosigkeit aufkommen.*
- *Wir merken, dass, was immer wir sagen, beim anderen nicht ankommt. Er hört unsere Worte wohl, nimmt sie aber nicht auf, sie erreichen ihn nicht. Wir spüren sein In-sich-Gefangen-Sein. Wir spüren, wie wir draußen bleiben und hilflos werden.*
- *Er leidet, ist erschöpft und lässt sich doch nichts sagen und kann nichts annehmen: Wir spüren in uns eine Ungeduld, einen Groll. Die Motivation, zu helfen, schwindet, die Anteilnahme geht zurück. Wir fangen an, uns zu distanzieren, uns innerlich zu verschließen und abzuwenden.*
- *Wir sind hin- und hergerissen zwischen Mitleid, Erbarmen und Schuldgefühlen.*
- *Er weckt in uns Gefühle des Versagens und Nichtgenügens.*
- *Wir hören das Klagen, und es trifft uns nicht richtig, es überzeugt uns nicht wirklich, was wiederum Schuldgefühle auslösen kann.*
- *Wir spüren ihn nicht richtig, wir können ihn nicht richtig fassen.*
- *Wir zweifeln an ihm und zweifeln an uns, ob wir ihn auch wirklich ernst nehmen.*

– *Wir merken, dass wir nicht wirklich verstehen, was los ist mit ihm.*

Das Erkennen der Überforderungsstrategie

Bei der Erfassung einer Depression schauen wir also nicht zuerst auf die emotionale Gemütslage, ob jemand traurig, enttäuscht, deprimiert oder hoffnungslos ist. Beobachtungen in diese Richtung sind, wie wir gesehen haben, gefährlich:

○ Wenn jemand sich mehr spürt, mehr zulässt, erkennt er vielleicht eher seine Müdigkeit, seine Kraftlosigkeit und seine Überforderung, in der er steckt. Aber all das sind nicht Anzeichen einer Depression. Das sind Gemütszustände, die wir sehr gut nachvollziehen können und die zu den jeweils gegebenen Situationen passen, ganz so, wie es sich beispielsweise mit der Traurigkeit verhält. Bei ihr sehen wir viel eher eine legitime und verständliche Reaktion und ordnen diese auch nicht der Depression zu.

○ Wenn jemand über eine längere Zeit zu viel arbeitet, wenn jemand auf ein Ziel hin arbeitet und dieses dann erreicht, folgt häufig eine Phase der Erschöpfung, der Niedergeschlagenheit und der Desorientiertheit. Aber hier von depressiven Zuständen zu sprechen wäre völlig verfehlt. Es sind ganz normale, adäquate Reaktionen oder Folgezustände.

○ Ebenso, wenn jemand krank war oder im Begriffe ist, krank zu werden, wenn die Kräfte nicht mehr ausreichen, wenn er dann alles schwarz sieht, sich nichts zutraut, keine Hoffnung mehr hat, pessimistisch in die Zukunft schaut, sich sehr schnell überfordert fühlt ... all das ist nicht depressiv, all das sind Erscheinungen, die aus dem Kontext heraus gut verstehbar sind und auch wieder verschwinden, wenn er sich erholt, wenn er, was eben bei diesen Menschen möglich ist, etwas ändert, sich Zeit nimmt für Erholung, Freizeit und Ablenkung.

Emotionale Zustände wie Niedergeschlagenheit, Mutlosigkeit, Leere oder Hoffnungslosigkeit, so haben wir gesehen, sind nicht an sich schon Ausdruck oder eindeutige Hinweise auf eine Depression. Erst wenn wir sie auf dem Hintergrund der Selbstüberforderung betrachten, wird klar und sichtbar, ob es sich um depressive Zustände handelt oder nicht. Die emotionalen Zustände allein sagen noch nichts aus über einen möglichen Zusammenhang mit der Depression. Wenn wir aber den Menschen mit diesen Gefühlen betrachten,

- wie er mit sich umgeht,
- wie er sich verhält,
- wie er zu sich spricht, wie er denkt,

wird sichtbar, ob und wie stark er sich nach Maßstäben und Werten verhält, die sein Verhalten und seine Stimmung prägen und ihn in seinem Bemühen überfordern, wie sehr er sich in depressiven Überforderungsstrategien bewegt.

Und einen weiteren Punkt dürfen wir nicht aus den Augen verlieren. Wenn wir schon Muster der Selbstüberforderung feststellen, dann ist ebenso wichtig, zu erfassen, welcher Art diese Muster sind:

- Sind die Verhaltensmuster starr, rigide, wenig bis nicht veränderbar,
- erlebt der betreffende Mensch in seinem Handeln mehr ein Müssen als ein Wollen,
- ist er unfrei und gefangen in seinem Handeln, Denken und Bewerten,
- verhält er sich also in immer gleichen Bahnen, obwohl die Situation andere Verhaltensweisen nahe legen würde,
- ist er also ein Gefangener seiner Muster und depressiven Strukturen,

dann dürfen wir von einer Depression, von einer depressiven Persönlichkeit sprechen.

14. Kapitel
Wege aus der manifesten Depression

Die Depression und mehr noch die manifeste Depression – und von der sprechen wir in diesem Kapitel – zeigen einen Zustand und das Ergebnis eines Lebensstiles, der nicht weiter durchzuhalten und nicht mehr zu kaschieren ist. Was für den depressiven Menschen bedeutet, dass es so nicht mehr weitergeht.

Im Gegensatz zur latenten Depression ist für den depressiven Menschen also offensichtlich, dass sich etwas ändern muss. Der Zustand ist unerträglich und das Versagen und Scheitern auch für ihn nicht mehr zu übersehen oder zu verleugnen. Einfach im gewohnten Trab weiterleben geht nicht mehr. Hat man es vorher geschafft, sich immer wieder aufzurichten, sich selbst etwas vorzumachen, um weiter den gewohnten Weg zu gehen, ist das jetzt nicht mehr möglich. Es ist zu offensichtlich, dass die gelebten und über lange Zeit auch erfolgreichen Muster versagt haben.

Die Realität des depressiven Menschen gipfelt in der neuen Erkenntnis: »*So geht es nicht mehr weiter. Auf diesem Weg habe ich mich kaputtgemacht. So kann und will ich nicht mehr leben. Ich schaffe es nicht mehr.*«

Wie aber geht der Weg nun weiter? Welche Richtung muss der depressive Mensch einschlagen, um ein neues Leben ohne Depression beginnen zu können?

Wichtig ist zuallererst, sich einzugestehen und anzunehmen,

- *dass es nicht mehr weitergeht auf dem bisherigen Weg,*
- *dass es ein falscher Weg war,*
- *dass er in eine Sackgasse geführt hat und verantwortlich ist für den aktuellen Zustand.*

Wichtig ist auch, dazu zu stehen,

- *dass man nicht mehr kann, erschöpft ist und keine Kraft mehr hat,*
- *dass man nicht mehr will,*
- *dass man leidet,*
- *dass man jetzt wirklich etwas ändern will.*

Dies ist auch dann wichtig, wenn der depressive Mensch noch nicht sehen oder verstehen kann, was er denn falsch gemacht hat. Auch wenn es jetzt nicht mehr geht, weil er nicht mehr mag, keine Kraft und keine Zuversicht mehr hat, bedeutet das noch nicht unbedingt, dass sich der Depressive sagt, jetzt will ich nicht mehr. Sondern eigentlich ist es für ihn entsprechend seinem Überforderungsmuster klar, dass es weitergehen muss, auch wenn er nicht weiß, woher er die Kraft dafür nehmen soll.

Nun liegt es nahe, die Schuld für das Nicht-mehr-Können anderen und »den Umständen« in die Schuhe zu schieben. Gründe außerhalb der eigenen Person gibt es genug. Denn am schwierigsten ist es, sich selbst die Verantwortung für den Zusammenbruch geben zu müssen, wobei ich Verantwortung und Schuld klar unterscheide. Aber beim depressiven Menschen ist Verantwortung immer gleichbedeutend mit Schuld und Versagen und deshalb sind die Widerstände gegenüber dem Wahrnehmen und Annehmen dieser Situation so groß. »Das kann nicht sein, das darf nicht sein.« Mehr, als er gemacht hat, kann er doch gar nicht machen. Das stimmt, ist aber gerade auch der Grund für das Scheitern – und das kann und will und darf er sich nicht eingestehen.

> Ein entscheidender Schritt auf dem Weg zur Veränderung ist anzuhalten und innezuhalten.

Der erste Schritt bedeutet anhalten und warten. Für den depressiven Menschen ein ganz schwieriges Unterfangen: sich einzugestehen, dass es nicht weitergeht, und einzugestehen, dass man Zeit braucht und sich erholen muss vom ständigen Sichüberfordern, sich einzugestehen, dass man nicht weiterweiß und es auch nicht sogleich weitergeht. Es ist für den Depressiven deshalb so schwierig, weil dieses Eingeständnis in seinen Verhaltensmustern nicht enthalten ist, d.h. sich Zeit zu nehmen, die Situation zu überdenken und sein Verhalten den veränderten Umständen anzupassen. Im Gegenteil, seine bisherigen Routinen drängen ihn, sich keine Ruhe zu gönnen und weiterzumachen: nicht denken, sondern handeln, nicht sich Zeit nehmen, sondern weiterstürmen sind Inhalte dieser Muster und seiner Erwartungen an sich.

Erschwerend tritt hinzu, dass die Muster, die zum Zusammenbruch geführt haben, nicht transparent und fassbar sind und zum anderen so lange eingeübt und praktiziert wurden, dass gar keine Einsicht bestehen kann, dass es an diesen liegt.

Der depressive Mensch ist deshalb zuallererst ratlos, hilflos, ohnmächtig und ungeduldig. Er erträgt es kaum, nicht mehr zu funktionieren und handlungsunfähig zu sein. Und er erträgt es noch weniger, zu leiden, sich zu ertragen und nicht zu wissen, wie es weitergeht. Panik und Angst überfluten ihn. Er erträgt das bisherige Leben nicht mehr und das neue kennt er nicht. Er sieht und erlebt sich als jemand, der versagt hat, der dem Leben nicht mehr genügt, der die Kraft und die Energie nicht mehr aufbringt, sich immer wieder neu zu motivieren und zu Leistungen zu zwingen. Es ist der wahr gewordene Alptraum. Er hat das Gesicht verloren, ist wie besessen vom Gedanken, dass jetzt alles aus und vorbei ist. Nichts hat mehr einen Sinn. Deshalb tauchen in dieser Situation auch nicht selten Gedanken an einen Selbstmord auf.

So dramatisch die Situation ist, so sehr birgt sie die Chance zu einer Neuorientierung, zu einem Verändern der depressiven Muster. Der Kranke erfährt jetzt hautnah und am eigenen Leib, dass nichts mehr geht. Er sieht in aller Deutlichkeit, dass etwas anderes kommen muss. So hart und schmerzlich der depressive Mensch sein Leben empfindet und wie grausam das Erleben der Kraft- und Machtlosigkeit ist, so deutlich kann jetzt zum ersten Mal die Einsicht sein, dass er etwas ändern will und sei es anfänglich nur, nicht mehr so leben zu wollen wie bisher. Jetzt ist die Zeit gekommen, den Mustern auf die Spur zu kommen, die zu diesem Resultat geführt haben. Ohne die manifeste Depression käme der depressive Mensch meist nicht dazu, diese Muster zu erkennen und zu verändern.

> Erst wenn er sieht, wie und wo und wann er sich überfordert, ist eine konkrete Veränderung möglich.

Bei der Manifestdepression geht es um den Zusammenbruch der depressiven Strategien. Dennoch gilt das hier Ausgeführte auch für die depressiven Menschen in der Latenzdepression. Nur ist es für sie dort noch schwieriger, ihr Verhalten, geschweige denn ihre Einstellungen zu verändern, weil die überfordernden Mechanismen noch weniger sichtbar sind, die Angst vor einem Scheitern den für sie gewohnten Rahmen noch nicht sprengt und weil die betreffenden Menschen nicht so weit und auch noch nicht bereit sind, etwas zu ändern. Vor allem aber sind noch mehr Kraft und Energie vorhanden, den vertrauten Weg der Problemlösung zu gehen.

Natürlich gibt es für die depressiven Menschen in der Latenzphase Momente der Trauer, der Angst und der Zweifel. Auch erleben sie Situationen, in denen sie nicht mehr mögen, keine Kraft mehr haben und die Angst plötzlich bedrohlich wird. Aber sie funktionieren noch, es geht immer wieder weiter, so dass keine innere Notwendigkeit besteht, ihr Leben zu hinterfragen und das Verhalten oder etwas an ihrem Lebensstil zu ändern.

Wohl spüren sie häufig, dass etwas nicht stimmt, dass sie an Grenzen kommen. Aber der Wunsch, anders zu handeln, bleibt meist ein frommer Wunsch. Wenn sie es doch versuchen, dann tun sie es mit genau den Mitteln der Überforderung, die sie kennen und denen sie trotz allem vertrauen. So aber geraten sie nur noch weiter in die Depression hinein und damit näher an den Zusammenbruch heran.

Dieser Zusammenbruch ist meistens sogar notwendig, um aus dem Teufelskreis der Überforderung auszubrechen und einen neuen, adäquaten Lebensstil zu finden. Gerade weil er für den Depressiven Enttäuschung, Versagen, Demütigung bedeutet und anderseits auch Knochenarbeit und einen Lernprozess impliziert, den er gar nicht angehen möchte, bedeutet die Manifestdepression für den depressiven Menschen *die* Möglichkeit für einen Neubeginn.

Der depressive Mensch möchte nur eines, so schnell wie möglich wieder funktionieren. Deshalb dauert es häufig so lange, bis die Einsicht zu einer Veränderung des Lebensstiles wirklich reif ist, und deshalb suchen auch so viele Depressive einen Psychotherapeuten verhältnismäßig spät auf.

Der Depressive wehrt sich die längste Zeit, um ja nichts verändern und seine ganzen Lebensstrategien und seine Bilder umstürzen zu müssen und Neues zu lernen. Und noch weniger möchte er sich von anderen sagen lassen, was er zu tun hat. Lange Zeit versucht er, mit den gleichen Mustern, die ihn in die Depression geführt haben, die Depression zu überwinden, und verstrickt sich im Versuch, sich zu heilen, immer noch weiter in den Teufelskreis der Überforderung, schwächt und schadet sich immer mehr.

Allein schon Hilfe anzunehmen ist so schwierig, weil er gar nicht gelernt hat, sich von anderen Menschen helfen zu lassen. So anpassungsfähig er einerseits ist, so stur und uneinsichtig ist er, wenn es sich um Änderungen des Verhaltens oder um Annehmen von Ratschlägen geht. Sein Eigensinn aber ist nichts anderes als ein Gehorchen nach seinen Mustern, ein Nicht-ausbrechen-Können aus den depressiven Mechanismen. Es ist diese Unfähigkeit, die ihn so stur und bockig macht.

Wenn wir davon ausgehen, dass der depressive Mensch gefangen ist in der Überforderung und dass er durch bestimmte Einstellungs- und Verhaltensmuster in eine Depression geraten ist, dann besteht der Ausweg nur in der Veränderung gerade dieser Muster.

> Veränderung der depressiven Muster und Ausstieg aus dem depressiven Zirkel gehen in erster Linie über Verstehen und Annehmen. Darum dreht sich alles.

- *Verstehen, dass Verstehen und Annehmen den ersten Schritt aus der Depression bedeuten.*
- *Verstehen, dass Verstehen ungewohnt und das Annehmen eines Zustandes, den man nicht will, mehr als nur schwierig ist.*
- *Verstehen der Überforderungsmechanismen, die zur Depression führten.*
- *Verstehen, dass die depressiven Muster prägend waren für den Lebensstil.*
- *Verstehen, dass man sein Leben in einer Art gestaltet, die viel Energie kostet und wenig Befriedigung und Zufriedenheit bringt.*
- *Verstehen, dass es nie um Schuld geht, und verstehen, dass es so schwierig ist, davon loszukommen.*
- *Verstehen, dass diese Muster Jahre alt sind und es deshalb auch Zeit braucht, diese zu verändern, und verstehen, dass sie immer noch wirksam sind.*
- *Verstehen, dass im Moment alle Gedanken, wie man aus der Depression herauskommen kann, geleitet sind von diesen Gedanken- und Verhaltensmustern.*
- *Verstehen, weshalb im Moment nichts geht.*
- *Sich verstehen im Schmerz, in der Enttäuschung, in der Hoffnungslosigkeit und in der Ungeduld.*

- *Verstehen, dass ein Umlernen nötig und ein Neulernen möglich ist.*
- *Verstehen, dass die Arbeit bei einem selbst liegt und man nur selbst in der Lage ist, sich zu helfen.*

Sich selbst zu verstehen ist aber neu und ungewohnt für den depressiven Menschen und bedeutet einen völlig neuen Umgang mit sich. Häufig erschrickt er, wenn er merkt, wie sehr er überall in den gleichen Mustern verstrickt ist, wie umfassend er sich ständig überfordert und Gewalt antut, und sich eingestehen muss, wie sehr er tatsächlich depressiv ist.

Er muss sich zuerst daran gewöhnen, innezuhalten und nicht gleich weiterzugehen, sich zu fragen und auszuhalten, dass er nicht gleich eine Antwort findet, sich zu fragen und sich eingestehen, dass er nicht weiß, wie das geht, Antworten zu suchen und nicht gleich zu handeln.

Er betritt Neuland, wenn er beginnt,

- *sich zu beobachten, ohne zu werten,*
- *hellhörig zu werden, was in ihm und mit ihm passiert,*
- *zu spüren und wahrzunehmen, was in seinem Herz, Körper und Kopf vorgeht, ohne durch die gewohnte Brille zu sehen, ohne sich abzuwerten und zu verurteilen,*
- *zu erkennen, wo und wie er sich das Bein stellt und sich überfordert,*
- *sich in Ruhe zu lassen und etwas stehen lassen zu können,*
- *Geduld zu üben mit sich und seiner Ungeduld.*

Verstehen und Annehmen sind die Zauberworte. Es geht beim Annehmen und Verstehen für den depressiven Mensch darum, das zu verstehen, was er fühlt, denkt und möchte, und nicht um das, was er glaubt, fühlen und denken zu müssen:

- *verstehen und annehmen, wie man ist.*
- *verstehen und annehmen, dass man so, wie man ist, gut ist.*
- *verstehen und annehmen, dass man sich so, wie man ist, gar nicht gut findet und überhaupt nicht akzeptieren kann.*

- *verstehen und annehmen, dass man Mühe hat, zu glauben, dass es wieder aufwärts gehen kann.*
- *verstehen und annehmen, dass man zweifelt, nur schwarz und dunkel sieht.*
- *verstehen und annehmen, dass man unzufrieden und gereizt ist.*
- *verstehen und annehmen, dass man sich eine Veränderung nicht zutraut.*

Dass gerade im Verstehen und Annehmen dieser Gefühle und im Annehmen seiner Person, die nicht mag, die nicht kann, die versagt, nicht in Form ist, weder zuversichtlich noch hoffnungsvoll ist und die ganz anders ist, als man sein möchte, der erste und wichtigste Schritt passiert, ist so schwierig und so wenig einleuchtend. Die Erfahrung lehrt aber, dass dem so ist.

> Mit dem Verstehen und Annehmen beginnt der Ausstieg aus der Depression. Wer sich versteht und annimmt, überfordert sich weniger, weiß um seine Grenzen und Möglichkeiten, versucht in seinem Entscheiden und Handeln sich zu respektieren und zu berücksichtigen und vermeidet damit ein Handeln, das ihm schadet und ihn schwächt.

Es geht um einen Prozess, um einen Fluss, der in Gang kommen muss: Zuerst die Stimmen zulassen, dann auf sie hören, sie als seine Stimmen respektieren und annehmen, dass das der Weg ist. Die Stimmen auch dann zulassen,

- *wenn sie etwas anderes sagen, als man meint, dass sie es sagen müssten, wenn sie nicht dem Bild entsprechen, das man von sich hat, und sie anders tönen, als man möchte, dass sie tönen sollen,*
- *wenn sie den gedanklichen Mustern, die man so fest in sich trägt, widersprechen,*
- *wenn sie Angst und Unsicherheiten auslösen,*
- *wenn man sich für sie und für sich schämt,*

– *wenn sie etwas anderes wollen, als das Umfeld von einem erwartet,*
– *wenn es so viele Stimmen in einem sind, dass man sie gar nicht ordnen und nicht erkennen kann, welches denn nun die eigene Stimme ist. Je mehr man auf sich hört, umso unterschiedlichere, sich zum Teil widersprechende Stimmen vermag man zu erfassen.*

Auszusteigen aus all den Verhaltensweisen, die überfordern, einen Umgang mit sich zu finden, der respektvoll und annehmend ist, hat auch viel mit Lernen zu tun: Lernen, sich anders zu sehen, sich überhaupt zu sehen, lernen, auf sich zu hören. Und solches Lernen wiederum beginnt mit dem Verstehen und Annehmen, dass man depressiv ist. Und das ist das Entscheidende:

○ dass man Wege lernen und gehen kann, die aus der Depression führen,
○ dass man diese Wege auch gehen kann, wenn man nicht in guter Verfassung ist und
○ dass man diese Wege nur langsam und mit Rückschlägen begehen kann.

Dass es andere Verhaltensweisen gibt als die, die man kennt, dass man diese lernen kann, dass es also einen Ausstieg aus seinen Mustern gibt und dass man diesen Ausstieg schaffen kann, ist neu und für den depressiven Menschen schwierig anzunehmen und zu verstehen. Und im Zustand, in dem er sich in der manifesten Depression befindet, wo sein Selbstvertrauen noch schwächer, seine Zuversicht noch geringer und seine Kraft aufgebraucht ist, wirken diese Vorstellungen schon fast absurd. Das wäre etwa gleich, wie wenn ich mir vorstellen würde, aufs Matterhorn zu klettern und das noch mit einem gebrochenen Bein.

Schwierig ist es für den depressiven Menschen aber auch deshalb, weil das Umfeld zwar will, dass es ihm besser geht, gleichzeitig aber nicht bereit ist, sich auf seine Veränderung einzustellen. Es ist für alle einfacher, wenn er pflegeleicht, genügsam und ohne Erwartungen bleibt. Es ist angenehmer, wenn er gefügig und zurückhaltend ist, als wenn er sich fordernd und durchsetzend verhält, als wenn er Ecken und Kanten hat und nicht mehr zu allem ja sagt.

Der Widerstand des Umfeldes gegen eine Veränderung des depressiven Menschen ist also häufig nicht weniger stark als sein eigener Widerstand.

Und auch wenn die anderen nicht wirklich eine Besserung wollen und es dadurch noch um einiges schwieriger wird, muss der Depressive seinen Weg gehen: Es wird Konflikte geben, die er bisher nicht kannte und auch nicht wollte, er wird hören müssen, dass er sich zum Negativen hin verändert habe, vorher angenehmer und lieber gewesen sei, er wird noch verunsicherter sein, ob er auf die anderen oder auf sich hören solle, wird noch mehr Ängste haben, nicht mehr liebenswert zu sein – und doch muss er seinen neuen Weg gehen.

Die Menschen, die nur das Beste für ihn wollen, werden es dem depressiven Menschen ungewollt auch am schwersten machen. Für alle, den depressiven Menschen wie für sein Umfeld, ist es ein schmerzlicher und schwieriger Weg, die gewohnten Rollenverhalten und die vertrauten Interaktionen aufzugeben und neue, ungewohnte Beziehungsmuster zu lernen. Der Depressive wie das Umfeld wollen das Neue und hängen doch am Alten, sie wollen die Veränderung und haben doch Angst davor.

Auch die anderen müssen einen Lernprozess durchmachen und sich auf die veränderte Situation einstellen – und dafür brauchen sie Zeit. Sie müssen zum Beispiel lernen, nicht immer nur an den depressiven Menschen zu denken, wie sie ihn schonen und ihm helfen könnten, sondern auch sich zu sehen, für sich zu schauen und nicht bei allem und jedem sich zurückzustellen. Sie müssen verstehen lernen, dass sie, wenn sie ihre Bedürfnisse und Wünsche ernst nehmen, mehr für den depressiven Menschen tun, als wenn sie ihm ständig zu helfen versuchen. Auch für sie ist der Weg voller Fragen und Zweifel.

Wenn ich immer wieder davon spreche, wie schwierig es für den depressiven Menschen ist, aus seinen depressiven Überforderungsmustern auszusteigen und ein freies und selbstbestimmtes Verhalten einzuüben, dann geht es mir vor allem um das Verständnis für die schwierige Situation, in der er steckt, und um seinen Mut, diesen neuen Weg zu gehen.

Der depressive Mensch, der davon geleitet ist, ständig Erwartungen erfüllen zu müssen, der nur so handelt, wie es ihm seine depressiven Muster vorschreiben, spürt ja nur das, was er machen muss, was *man* machen muss, nicht aber das, was er selbst tun will. Und diese Muster bleiben auch in der manifesten Depression wirksam, sie bestimmen auch, mit welchen Einstellungen und Vorstellungen er an seine schwerste Aufgabe herangeht, das Überwinden der manifesten Depression, an seine Versuche, mit dieser für ihn bedrohlichen und angstbesetzten Situation fertig zu werden.

Das heißt, er muss sich das Recht geben und sich Zeit nehmen, seine Aufmerksamkeit auf sich selbst zu richten, bei sich zu bleiben, und sich zu fragen beginnen, was denn *seine* Bedürfnisse sind, was *ihm* überhaupt wichtig ist, d.h. sich einen Raum und eine Stimme geben und damit einen Wert und eine Bedeutung.

Sich eine Stimme geben heißt: mit sich selbst zu sprechen, und zwar auf eine liebende, verständnisvolle, mitfühlende Art. Er muss beginnen, mit sich selbst zu kommunizieren, sich selbst zu fragen und zu befragen, um zu erfahren, was er will, auch jetzt, in diesem Moment, was ihm wichtig ist, was sich bei ihm jetzt, in diesem Moment abspielt.

Mit sich sprechen heißt, die körperlichen und emotionalen Regungen und Stimmen zuzulassen, sie als seine Stimmen anzunehmen und gelten zu lassen, ohne Bewertung, ohne Abwertung, besonders ohne Schuldzuweisung an sich selbst.

Auf sich hören, mit sich reden heißt sich selbst ernst nehmen. Und darum geht es in erster Linie: sich ernst nehmen, sich akzeptieren, in allem und mit all den unterschiedlichsten Gefühlen, die man hat. Aber auch mit all den Gefühlen, die diese Gefühle, die man hochkommen lässt, auslösen. Sich ernst nehmen mit der Erfahrung, dass man gar nicht weiß, wie man mit diesen Gefühlen umgehen muss, wenn man keine Antworten findet, wenn man sich leer fühlt. Denn wie will der depressive Mensch sofort Antworten finden auf die Frage nach dem, was er will, wenn er sich nie gefragt hat oder wenn er entsprechende Antworten gar nie ernst genommen hat? Er muss sich das Recht geben, Gefühle zu haben, wie immer diese sind, und sie als seine ureigensten zu erkennen und anzunehmen.

Mit sich reden heißt also auch, Gefühle als verbindliche und wichtige Stimmen der eigenen Person zu akzeptieren – und als verbindliche, wichtige, glaubwürdige und legitime Äußerungen seiner Person verstehen und akzeptieren.

Es ist für den depressiven Menschen ungewohnt und befremdend, für sich Antworten zu finden und zuzulassen, was sich ihm an Antworten und Gefühlen zeigt, was in ihm hochkommt, und anzunehmen, dass es seine ureigensten und persönlichsten Empfindungen sind und dass *er* das ist, der so empfindet.

Was meine ich, wenn ich davon spreche, dass es für den depressiven Menschen, um aus der Depression auszusteigen, wohl am wichtigsten ist, dass er beginnt, seine Gefühle zu verstehen, von den Gefühlen her zu handeln und auf sich zu hören? Seine Gefühle verstehen heißt eben, sich selbst zu verstehen, sich selbst verstehen zu wollen, sich eine Wichtigkeit und Bedeutung zu geben und diese Äußerungen als handlungsbestimmend anzuerkennen.

Von den eigenen Gefühlen her handeln, die Gefühle ins Handeln einbeziehen bedeutet, von sich auszugehen, sich selbst ins Spiel zu bringen, anzuerkennen, dass es bei allem, was man tut, um einen selbst geht, sich als wichtigen und zentralen Teil der Handlung zu betrachten, zu erkennen, dass die Gefühle nicht Gegner, Feind oder störende Hindernisse sind, sondern Hilfe und Unterstützung bei dem, was man tut.

Von den Gefühlen her handeln heißt auch, wegzugehen von dem, was man glaubt, tun zu müssen, wegzugehen von Vorstellungen und Konzepten, wie man zu sein und zu handeln hat, weg vom Müssen und hin zum Wollen, hin auch zu den Fragen: *»Was tut mir gerade jetzt gut, was könnte ich mir zuliebe tun, worauf habe ich jetzt Lust, was mache ich gern?«*

Selber über sich bestimmen zu können, sich selbst als Grund und Ziel des Handelns anzuerkennen bedeutet, dass man das Ruder in die eigene Hand nimmt, sich für einen Weg und eine Richtung entscheidet, Verantwortung übernimmt und frei wird, frei, so zu handeln, wie es für einen selbst in diesem Moment stimmt, und nicht mehr nur nach Vorstellungen, wie man glaubt, handeln zu müssen, oder so zu handeln, wie man glaubt, dass andere es von einem erwarten.

Selbstbestimmung, Selbstverantwortung und Freiheit sind Stichworte, die in diesem Zusammenhang von Bedeutung sind.

Auf sich hören meint sich erfahren und kennen lernen, sich ernst und wichtig nehmen in seinem eigenen Denken und Fühlen, eigene Grenzen und Weiten ausloten, Sonnen- und Schattenseiten in sich erkennen, frühere Verletzungen, aber auch Bestätigungen zu sehen, beginnen, sich auch in seinem einzigartigen Sosein zu erfahren, auch die eigenen Normen und Werte erkennen und sie als wichtigen Teil der eigenen Person zu sehen.

Auf sich hören und zu sich sprechen ist schon sehr schwierig. Jetzt noch einen Schritt weiterzugehen und das, was man fühlt, einer anderen Person mitzuteilen, von sich und seinen Gefühlen zu sprechen – etwas, was der depressive Mensch nie getan hat – bedeutet für ihn eine gewaltige Überwindung und ein großes Wagnis. Und wenn es noch darum geht, dem anderen etwas zu sagen, was diesen verletzen, ärgern oder enttäuschen oder ihn gar zum Widerstand animieren könnte, dann macht das noch mehr Mühe. Die gewohnten Konfliktlösungsstrategien – schweigen, sich zurückziehen oder dann explodieren – aufzugeben bedingt, Konflikte verbal auszutragen, heißt aber auch, das, was nicht stimmt, zu äußern, und das, was der andere entgegnet, nicht gleich als Angriff, Kritik oder gar als Abwertung der Person zu interpretieren. Das alles ist heikel für den depressiven Menschen. Aber es ist möglich für ihn, sich neues und partnerschaftlicheres Verhalten anzueignen, man könnte auch sagen, weniger angepasst und dafür sozial kompetenter zu werden.

> Nur wer sich selbst ernst nimmt, kann wollen, dass andere ihn ernst nehmen, nur wer sich selbst zuhört, kann wollen, dass ihm andere zuhören, nur wer zu sich selbst spricht, kann auch zu anderen sprechen.

Auf sich hören, sich verstehen, sich ernst nehmen, sich akzeptieren und sich gern haben sind die Schritte, die der depressive Mensch machen muss, um auf dem Weg aus der Depression endlich bei sich selbst anzukommen.

Mit sich reden, sich ernst nehmen ist nur möglich, wenn es auf eine verständnisvolle, wohl wollende und nicht wertende und abwertende Art geschieht. Und hier stellt sich der Depressive ständig das Bein.

Beim Verstehen geht es immer um das Was und das Wie. Konkret heißt das etwa, verstehen, dass man etwas machen will, verstehen, dass man dabei Angst hat, und spüren, dass die Angst in diesem Moment stärker ist als das Wollen. Sich verstehen und annehmen heißt in diesem Fall, sich mit der Angst zu respektieren und zu akzeptieren, dass sie größer ist als das Wollen und es deshalb richtiger ist, nicht zu handeln. Sich verstehen kann aber auch heißen, etwas mit der Angst zu tun und sich und seine Leistung deswegen nicht abzuwerten.

Das Ziel

Es kann und darf nicht erstes Ziel sein, aus der Depression herauskommen zu wollen, auch wenn der Leidensdruck noch so groß und der Wunsch danach noch so stark ist. Denn das ist ja das Paradoxe, dass, je mehr der depressive Mensch die Depression überwinden will, er sich umso mehr in sie hineinmanövriert. Natürlich geht es bei allem ums Überwinden der Depression und ein Verändern der depressiven Überforderungsmuster, nur ist der Weg dahin eben nicht so gradlinig. Wichtig und entscheidend ist, zu erfahren und zu akzeptieren, dass es um einen selbst geht.

Um was geht es also beim Ausstieg aus einer Depression? Oder anders gefragt, was steht am Ende dieses Prozesses?

Ein Mensch zu werden, der sich versteht, der sich in seiner ganzen Unvollkommenheit annehmen und lieben kann und fähig ist, auf andere zuzugehen, der zu Menschen und der Welt in Beziehung treten kann und der intensiv Liebe zu geben und zu empfangen in der Lage ist. Er soll frei werden von seinen depressiven Mustern und handeln können, ohne sich zu überfordern.

Es geht wesentlich darum, dass der depressive Mensch sich einen Wert gibt, sich selbst als wertvoll erlebt und dieses Erleben auch wirklich, tief und ganzheitlich spürt und lebt.

Sich wertvoll zu fühlen kann das Gefühl und das Bewusstsein von sich selbst verändern. Er kann spüren: *»Ich bin jemand, ich bin jetzt jemand anderes als vorher, auch wenn die anderen dies nicht feststellen können. Ich bin ich und erlebe mich als mich selbst, als jemanden, der einen Wert hat, der zu sich stehen und sich den anderen als der, der er ist, zeigen kann und will. Ich bin jetzt jemand, der auf sich baut, auf sich zählt und mit dem auch die anderen rechnen müssen. Ich bin nicht mehr so pflegeleicht und möchte trotzdem geschätzt und anerkannt werden, ich habe meine Meinung und ihr sollt sie auch wissen, ich möchte ernst genommen werden, wenn ich einmal etwas nicht spüre, etwas nicht* verstehe, wenn ich kompliziert, langsam oder schwierig bin. Ich bin auch nicht immer ausgeglichen und geduldig, manchmal bin ich gereizt, in schlechter Stimmung, und ich möchte, dass auch das seinen Platz haben darf.«

Diese Einstellungsänderung verändert für den betreffenden Menschen das ganze Leben:

- *Er geht von sich aus, entscheidet und nimmt Stellung, Stellung auch für sich.*
- *Er übernimmt Verantwortung für sich und auch die anderen, wagt Konflikte und kann sich für sich einsetzen und kämpfen. Und auch, wenn er dabei Angst hat und es ihm nicht leicht fällt, hält ihn seine Angst vor Auseinandersetzungen nicht ab.*
- *Er ist stolz auf sich und kann auch etwas abschlagen, ohne Angst zu haben. Es ist ihm wichtig, dass es ihm gut geht, er fühlt sich verantwortlich dafür und betrachtet sein Wohlbefinden als etwas, wozu er ein Recht hat.*
- *Er ist nach wie vor empfindlich und dünnhäutig, jetzt aber mit der Möglichkeit der Distanzierung und der Reflexion. Er macht seinen Wert und sein Wohlbefinden nicht abhängig von den anderen.*
- *Er versucht nicht einfach, nur die anderen zu verstehen, sondern es ist ihm ein Anliegen, auch sich zu verstehen, sich anzunehmen und zu akzeptieren.*
- *Er wird nicht einfach ein anderer Mensch, er bleibt der, der er war, mit seinen Empfindungen und seinen Empfindlichkeiten, aber er geht anders mit sich um: Er fühlt sich nicht gleich in Frage gestellt, lässt sich nicht ohne weiteres in Frage stellen und hat einen festen Boden, auf dem er steht.*
- *Er spürt, wenn er sich überfordert.*
- *Er fühlt sich stark und dennoch verletzlich, er ist bei den anderen, ohne sich selbst zu verlieren.*
- *Er hat Freude an sich und am Leben und will leben, sein eigenes wertvolles Leben leben.*

Das Besondere an diesem Weg ist, dass er anders ist als der, den er bisher gegangen ist. Es ist ein Weg, der schrittweise vorwärts geht, der Zwischenhalte erlaubt, der Konflikte mit dem Umfeld bringen kann, zeitweise Rückschritte genau so beinhaltet wie Fortschritte, ein Ausruhen, Zweifeln und Infragestellen möglich macht. Es ist ein Weg, der weggeht vom alles oder nichts, weg vom jetzt oder nie, weg vom Negativen, weg auch vom Absoluten hin zu dem, was im Moment möglich und machbar, trag- und belastbar ist.

Der Depressive muss aber auch immer wieder um sich und seinen Weg kämpfen, um seinen Selbstwert ringen, besorgt sein, sich nicht zu verlieren und sich und dem neuen Leben treu zu bleiben.

Es wird für den betreffenden Mensch in seinem weiteren Leben wichtig sein, dass er sich immer wieder Zeit nimmt für sich und seine Fragen: »*Bin ich zufrieden mit mir? Nehme ich mich genügend ernst? Überfordere ich mich? Verstehe ich mich? Was ist mir im Moment wichtig?*«, dass er nicht zu schnell ja sagt, sich um positive Bewertungen bemüht und nicht nur das Negative sieht, sich nicht übergeht und nur für den anderen da ist, dass er sich abgrenzt und sich nicht überfordert.

Er wird immer darauf achten müssen, dass er sich nicht zu viel zumutet, dass er sich nicht übergeht, dass er auf die anderen nicht mehr hört als auf sich selbst – und er wird deshalb sensibilisiert und wachsam bleiben müssen, dass er sich schont, für sich Sorge trägt und seine physischen und psychischen Kräfte im Auge behält, auch, dass er seine eigenen Interessen und Bedürfnisse nicht zurückstellt.

Dieser Weg ist ein Prozess des ständigen Fragens und Entscheidens. Es ist ein dauerndes Mit-sich-Sprechen, Sichabfragen, Auf-sich-Hören und Ernst-und-verbindlich-Nehmen der Antworten: Es gibt keinen gradlinigen Weg ohne Umwege und Momente der Neuorientierung. Immer wieder neu Tritt fassen, aus Fehlern lernen, Situationen als Chance und Herausforderung annehmen bringt den Depressiven weiter. Zweifel und Unsicherheiten werden auftauchen, Zweifel, ob es der richtige Weg ist, Zweifel auch, ob er es überhaupt schafft, dem Korsett der bisherigen Muster zu entkommen.

Es wird Phasen geben, in denen er sich als mühsam und schwierig erlebt, in denen er keinen Erfolg sehen kann, wo sich alte Bewertungen wieder bemerkbar machen und er alles hinwerfen will. Er wird Wechselbäder der Gefühle durchmachen.

Dieser Weg ist machbar und möglich – und dieser Weg ist erfolgreich: Dann entscheidet *sie* oder *er* über sein Leben und nicht mehr seine oder ihre depressiven Muster, dann ist sie oder er frei von ihren oder seinen depressiven Zwängen und Ängsten, dann ist der Mensch frei, frei auch von seinen Mustern der Überforderung.

Wenn der Mensch sich kennt und ernst nimmt, wenn er weiß, wie und wann er sich überfordert, und schrittweise versucht, all das zu machen, was er sich vorher nicht erlaubt hat,

- *wenn er sich zum Beispiel erholt,*
- *wenn er spürt, dass er Ruhe braucht,*
- *wenn er freie Zeiten auch frei sein lässt und sie nicht mit Arbeiten oder Programmen füllt,*
- *wenn er sich auch erlaubt, einmal nichts zu tun,*
- *wenn er die Erwartungen von anderen auch einmal überhört oder einfach nicht darauf reagiert,*
- *wenn er ab und zu nein sagt, statt automatisch und ohne zu überlegen immer ja,*
- *wenn er nicht ja sagt, wenn er eigentlich nein sagen möchte,*
- *wenn er etwas nicht macht, weil er merkt, dass es ihn zu viel Kräfte kostet,*
- *wenn er eine Arbeit verschiebt, weil es im Moment zu viel ist,*
- *wenn er auch dann, wenn es ihm besser geht, auf sich blickt und nicht erst recht wieder übertreibt,*
- *wenn er sich immer wieder und auch in den unwichtigsten und*

banalsten Momenten befragt: »Was will ich, was stimmt für mich«, und sich nicht sofort mit dem Gegebenen zufrieden gibt und nicht auf gewohnte Weise antwortet: »Das spielt keine Rolle, das ist ja nicht wichtig«,

dann sind das alles mögliche und konkrete Schritte zu einem neuen Leben. Wenn sie tagtäglich gelernt und geübt werden, dann sind es wirkliche Schritte aus der Depression heraus.

Vielfach können während der Zeit des Ausstieges Medikamente eine wichtige und manchmal auch notwendige Hilfe und Unterstützung geben. Denn unter diesen besonderen Umständen die Hilfe von Medikamenten in Anspruch nehmen heißt nicht, dass man immer darauf angewiesen ist und nie mehr davon loskommt, und heißt noch weniger, dass man jetzt versagt hat, wenn man es nicht allein geschafft hat.

Der depressive Mensch, der versucht, aus der Depression auszusteigen, hat es nicht einfach. Er muss vieles lernen und vieles aushalten, wird mit Gefühlen konfrontiert und Ängsten, die er bisher mit seinen Verhaltensmustern überspielen und vermeiden konnte. Er erfährt, dass jetzt anderes wichtig ist, obwohl die alten Gefühle und Muster ihn ständig bedrohen, ihn verunsichern und auf die alten Gleise der gewohnten Verhalten und Einstellungen zurückholen wollen.

Unsicherheiten aushalten, die alten und bewährten Pfade nicht mehr gehen, neue noch nicht kennen oder ihnen misstrauen ist äußerst schwierig und häufig fast nicht auszuhalten.

Neues auszuprobieren, das noch nicht geht, und dabei zu leiden, kann der Betroffene meist nur, wenn er begleitet wird. Er braucht jemanden, der ihm hilft, diesen Weg zu gehen, und der an ihn und den neuen Weg glaubt. Der auch an ihn glaubt, wenn er verzweifelt, keine Kraft und Zuversicht mehr hat und keine Perspektive mehr sieht, wenn er im Loch sitzt, nicht mehr will und nicht mehr kann, wenn alles leer und trostlos ist und er keinen Fortschritt und kein Ende mehr sieht. Gerade wenn er aufgeben will, nicht mehr an sich und eine Besserung glaubt, braucht er jemanden, der da ist, ihn versteht und der überzeugt ist, dass es weitergeht, dass ein Ausstieg gelingen kann. Er braucht einen Menschen, der geduldig und ruhig auch die schwärzesten Momente mit ihm durchhält und ihm immer und immer wieder Mut macht. Der langsame Weg zum Ausstieg ist auch für den Begleiter schwierig, fordert von ihm viel ab an Geduld, Durchhaltekraft, Glauben und Wissen, dass dieser Weg der richtige ist.

> In den meisten Fällen geht es nicht ohne Hilfe einer Psychotherapeutin, eines Psychotherapeuten, die die nötige Distanz, Erfahrung und Kompetenz besitzen, einen depressiven Menschen zu begleiten, und die ihm die Hilfe geben können, die er für diesen Weg braucht. Denn immer wieder will der depressive Mensch aufgeben, fehlen ihm der Glaube und die Geduld. Da ist jemand gefragt, der diese Momente kennt, der ohne Angst einfach da ist und das Ziel nie aus den Augen verliert, auch dann nicht, wenn es einmal nicht weitergeht oder wenn Rückschritte und Umwege häufiger sind als Fortschritte.

Manchmal kann man beobachten, dass ein depressiver Mensch sehr schnell lernt und nur einige wenige Impulse braucht, um die Weichen neu zu stellen. Dann ist es so, wie wenn schon alles in diesem Menschen darauf wartet, einen Schlüssel für ein neues Leben in die Hände zu bekommen und selbstständig den neuen Weg zu gehen. Auch das ist möglich und nicht einmal so selten.

Vielfach ist für die depressiven Menschen die Teilnahme an einer Selbsthilfegruppe ebenfalls eine hilfreiche Unterstützung. Der Schritt aus der Isolation und weg von den Bemühungen, sich allein helfen zu wollen, erleichtert den Ausstieg aus den depressiven Mustern.

Bis der depressive Mensch Hilfe annehmen kann, versucht er über eine lange Zeit, sich selbst zu helfen. Er versucht, mit der neuen Situation *allein* fertig zu werden, mit der Enttäuschung und der Trauer und dem Versagen zurechtzukommen und gleichzeitig einen neuen Weg zu gehen und das Ziel nicht aus den Augen zu verlieren. Er versucht, mit seinen Gefühlen und Erwartungen klar zu kommen und gleichzeitig sein Umfeld zu beruhigen und zu stabilisieren. Er, der nie auf sich und immer nur auf die anderen schaut, der keine Sicherheit in sich hat, der sich selbst nichts zutraut und sich nie das Recht gegeben hat, Sorge für sich zu tragen, versucht sich selbst zu helfen, doch er ist in den meisten Fällen mit dieser Aufgabe überfordert. Häufig bleibt ihm nur der Ausweg, zu warten und zu hoffen, dass alles vorbeigeht und das Leben sich wieder normalisiert.

Nicht nur fehlt ihm das Wissen, was er denn jetzt zu tun hat, was im Moment wichtig und richtig ist, es fehlen ihm auch der Glaube, die Überzeugung und die Sicherheit, diesen Weg trotz aller Zweifel und Rückschläge zu gehen. Ständig ist er mit eigenem Versagen konfrontiert wie auch mit den Enttäuschungen und Erwartungen seiner Umgebung. Er müsste auf sich schauen und gleichzeitig dem Umfeld Sicherheit und Zuversicht vermitteln, was einfach nicht gehen kann. Häufig kommt gerade dann, wenn er glaubt, dass es vorwärts geht, erneut eine Erfahrung, in der er sich wieder überfordert und als Versager vorkommt. In solchen Momenten nicht zu verzweifeln und wieder weiterzugehen braucht sehr viel Kraft und Überzeugung.

Denn wie soll er, der sich in seinem Zustand so nicht annehmen kann, der selbst nicht weiß, wie ihm geschieht, sich selbst helfen? Wie kann er zuversichtlich und hoffnungsvoll in die Zukunft schauen, wenn er von Angst fast aufgefressen wird? Wie kann er aus diesem Schlamassel kommen und dazu noch die Kraft haben, sich gegen die Ratschläge und Rückzüge seiner engsten Vertrauten zu wehren und zu behaupten? Wie soll er auf sich hören, wenn er nicht weiß, wie man das macht, und nicht weiß, was er selbst empfindet und denkt, wenn er gefühlsmäßig so widersprüchliche Impulse spürt und gedanklich Achterbahn fährt?

Das ist sehr, sehr schwierig für den depressiven Menschen, und es wäre für ihn auch nicht einfacher, wenn er im Vollbesitz seiner Kräfte wäre. So aber ist er im höchsten Maße überfordert, wie auch sein Umfeld mit ihm und sich selbst überfordert ist. Was bleibt, sind einzig der Wunsch und die Hoffnung, dass das Ganze einmal wie ein böser Spuk vorbeigeht. Es ist nicht schwierig, sich vorzustellen, dass ein solcher Mensch kapituliert, nichts macht und wartet, zwar immer mit punktuellen Auflehnungsimpulsen, bis sich alles setzt, die Kräfte langsam wieder kommen und er wieder zur Tagesordnung zurückkehren kann. Aber er wird nie wirklich loskommen von den depressiven Mustern und weiter in der Depression verharren.

Der depressive Mensch wird, auch wenn er seine depressiven Muster verändert hat, immer wieder die Tendenz in sich spüren, sich zu überfordern, er wird immer wieder um seinen Selbstwert und um seine Selbstachtung kämpfen müssen, und die alten Muster, die so lange sein Leben bestimmten, werden sich in kritischen Situationen wieder zu Wort melden.

Aber es kann auch ein anderes Leben geben und sie oder er kann sich anders fühlen, anders handeln und ein anderes Selbstvertrauen aufbauen, das eine andere Sicht auf sich und das Leben gestattet. Das neu entstandene Selbstbewusstsein und die Ängste vor einem Rückfall in die Zeit des Leidens werden ihr oder ihm helfen, Kräfte zu mobilisieren, um gegen den Sog der depressiven Muster anzukämpfen. Sie oder er weiß jetzt, was sie oder er *nicht* mehr will und weiß, was sie oder er will und kann. Das neue Credo soll heißen:

»Ich bin der, der ich bin.«
»Ich bin gut, weil ich so bin, wie ich bin.«
»So, wie ich bin, bin ich gut.«

Literatur

Arieti, S.; Bemporad, J.: Depressionen. Krankheitsbild, Entstehung, Dynamik und psychotherapeutische Behandlung. Klett-Cotta, Stuttgart, 1998
Beck, A. T.; Rush, A. J.; Shaw, B. F. und Emery, G.: Kognitive Therapie der Depression. Urban und Schwarzenberg, München, 1981
Biermann, E.-M.; Eckert, J.; Schwartz, H.-J.: Gesprächspsychotherapie. Kohlhammer, Stuttgart, 1997
Cleve, J.: Licht am Ende des Tunnels. Verlag Hans Huber, Bern, 1997
Eberhard, G.; Eberhard, K.: Typologie und Therapie der depressiven Verstimmungen. Vandenhoeck u. Ruprecht, Göttingen, 1997
Eckert, J.; Höger, D. und Linster, H. W. (Hrsg.): Praxis der Gesprächspsychotherapie. Kohlhammer, Stuttgart, 1997
Finke, J.: Die Krankheitslehre der Gesprächspsychotherapie am Beispiel der Depression. In: Finke, J. und Teusch, L. (Hrsg.): Gesprächspsychotherapie bei Neurosen und psychosomatischen Erkrankungen. Asanger, Heidelberg, 1991
Flach, F. F.: Depression als Lebenschance. Rowohlt, Reinbek bei Hamburg, 2000
Freeman, A.; Reinecke, M. A.: Selbstmordgefahr? Erkennen und Behandeln: Kognitive Therapie bei suizidalem Verhalten. Verlag Hans Huber, Bern, 1995
Hautzinger, M.; Hoffmann, N. (Hrsg.): Depression und Umwelt. Otto Müller Verlag, Salzburg, 1979
Hautzinger, M.: Kognitive Verhaltenstherapie bei Depression. Psychologie Verlags Union, München, 1989
Hautzinger, M.: Depression. Fortschritte der Psychotherapie. Hogrefe, Göttingen, 1998

Heimann, H.; Giedke, H.: Neue Perspektiven in der Depressionsforschung. Verlag Hans Huber, Bern, 1980
Hell, D.: Welchen Sinn macht Depression. Rowohlt, Reinbek bei Hamburg, 1992
Hiller, K.: Depression und Angst. Econ-Ullstein-List, 1995
Hoffmann, N.: Depressives Verhalten. Otto Müller Verlag, Salzburg, 1976
Hoffmann, N. (Hrsg.): Grundlagen kognitiver Therapie, Hans Huber Verlag, Bern, 1979
Irle, G.: Depressionen. Kreuz Verlag, Stuttgart, 1977
Josuran, R; Hoehne, V.: Mittendrin und nicht dabei. Mit Depressionen leben lernen. Haffmans Sachbuch Verlag, Zürich, 1999
Kielholz, P. (Hrsg.): Die Depression in der täglichen Praxis. Verlag Hans Huber, Bern, 1974
Köster, R.: Das seelische Tief überwinden. Herder Verlag, Freiburg, 2000
Kuiper, P. C.: Seelenfinsternis. Die Depression eines Psychiaters. Geist und Psyche, Fischer Taschenbuch, Frankfurt a. M., 1995
Lowen, A.: Depression. Kösel Verlag, München, 1978
Neuber: Depression – die verkannte Krankheit. Kreuz Verlag, Stuttgart, 2000
Pflug, B. (Hrsg.): Depressive Syndrome. Aktuelle Psychiatrie, Gustav Fischer Verlag, Stuttgart, 1981
Riemann, F.: Grundformen der Angst. Ernst Reinhardt Verlag, München, 1989
Rupp, M.: Notfall Seele. Georg Thieme Verlag, Stuttgart, 1996
Schwarzer, R.: Stress, Angst und Hilflosigkeit. Verlag W. Kohlhammer, Stuttgart, 1987
Steinmeyer, E.-M.: Depression. Verlag W. Kohlhammer, Stuttgart, 1980
Stiemerling, D.: 10 Wege aus der Depression. Tiefenpsychologische Erklärungsmodelle und Behandlungskonzepte der neurotischen Depression. Pfeiffer Verlag, München, 1995

Sulz, S. K.-D. (Hrsg.): Verständnis und Therapie der Depression. Ernst Reinhardt Verlag, München, 1984

Weber-Gast, I.: Weil du nicht geflohen bist vor meiner Angst. Matthias Grünewald-Verlag, Mainz, 1978

Wilms, S.; Jamer, U.: Schwarzer Vogel Depression. Die Entwicklung einer Depression und ihre Heilung. Vandenhoeck und Ruprecht, Göttingen, 1999

Woggon, B.: Ich kann nicht wollen. Berichte depressiver Patienten. Verlag Hans Huber, Bern, 1998

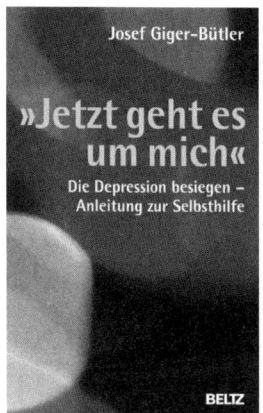

Allein die Depression besiegen

Dieses Buch hilft beim eigenständigen Ausstieg aus der Depression. Ganz allmählich baut der Leser bei der Lektüre neue Denkmuster für sich auf, die helfen, die depressive Spirale zu überwinden.

Der erfahrene Psychotherapeut Josef Giger-Bütler leitet den depressiven Menschen an, sich selbst wiederzufinden und ein Leben zu führen, in dem es um ihn geht und er nicht immer nur versucht, die Erwartungen der anderen zu erfüllen.

»Wenn der depressive Mensch den Ausstieg allein versucht, und er versucht ihn, auch wenn alle ihm raten, es doch mit professioneller Begleitung zu tun, dann soll er etwas in der Hand haben, das ihm den Weg erleichtert, ihn führt und begleitet. In der Regel weiß er sehr genau, was er nicht mehr will, aber er hat keine Ahnung, wie er das erreicht. Dieses Buch soll ihm Hilfe geben.«
Josef Giger-Bütler

Josef Giger-Bütler
»Jetzt geht es um mich«
Die Depression besiegen -
Anleitung zur Selbsthilfe
Gebunden, 249 Seiten
ISBN 978-3-407-85889-4

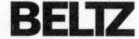

Heilung von der Depression

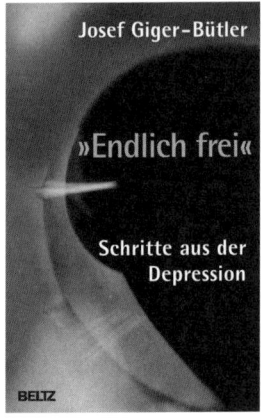

In seinem Bestseller »Sie haben es doch gut gemeint – Depression und Familie« hat Josef Giger-Bütler erklärt, wie Depression entsteht. Sein neues Buch zeigt, wie die Depression geheilt werden kann.

Mit einfühlsamen Worten beschreibt Josef Giger-Bütler, wie die Heilung der Depression gelingen kann. Er gibt die Schritte an, mit denen der depressive Mensch wieder zu sich selbst findet und die Krankheit endlich hinter sich lässt.

»Wer depressiv ist, ist es immer und überall. Genau das ist das Erschütternde und Grausame an der Depression – und das Erfreuliche ist, dass es nicht so bleiben muss.« Josef Giger-Bütler

»Josef Giger-Bütler baut ein Geländer, an dem die Betroffenen versuchen können, neue Wege zu gehen. Dieses Buch macht Mut: Es ist nie zu spät, selbst nach jahrzehntelanger seelischer Überforderung, sich den Weg aus dem psychischen Dunkel zu bahnen.« NZZ

Josef Giger-Bütler
»Endlich frei«
Schritte aus der Depression
Gebunden mit Schutzumschlag, 330 Seiten
ISBN 978-3-407-85769-9

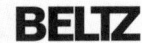

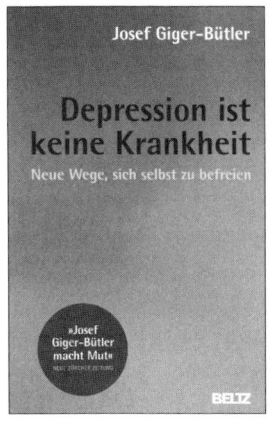

Warum die Psychiatrie die Depression falsch behandelt

Die Depression gilt als seelisches Volksleiden – Tendenz zunehmend. Sie wird vorwiegend medikamentös behandelt, aber nur bei der Hälfte der depressiven Menschen mit Erfolg.

Mit seinem neuen, erfolgreichen Ansatz grenzt Dr. Josef Giger-Bütler die Depression von Trauer, Angst, Burnout und Verbitterung ab und zeigt, wie sie sich beim Betroffenen entwickelt. Er betont, dass die Depression keine Krankheit ist, sondern ein falsch gelerntes und damit falsch gelebtes Leben, aus dem sich jeder befreien kann.
Ein Buch auch für Angehörige und alle, die mehr über die Entstehung von und den Ausstieg aus einer Depression wissen wollen.

»*Josef Giger Bütler macht Mut: Es ist nie zu spät, selbst nach jahrzehntelanger seelischer Überforderung, sich den Weg aus dem psychischen Dunkel zu bahnen.*« Neue Zürcher Zeitung

Josef Giger-Bütler
Depression ist keine Krankheit
Neue Wege, sich selbst zu befreien
gebunden, 214 Seiten
ISBN 978-3-407-85940-2

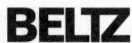

Die Angst vor der Angst

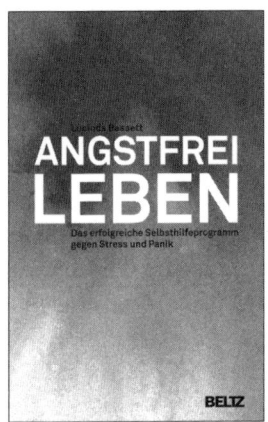

Angst ist ein normaler, wichtiger Bestandteil jeder Persönlichkeit, mit der man ausgeglichen leben kann, wenn man sie unter Kontrolle hat. Wenn aber Panik und Angst einen Menschen beherrschen, dann kann schon die Angst vor der Angst eine alltägliche Situation in einen Alptraum verwandeln.

Lucinda Basset, die selber jahrelang unter schweren Angststörungen litt, hat es aus eigener Kraft geschafft, ihre Angst zu besiegen. In diesem Buch stellt sie ihr Programm vor, das sie mit Hilfe eines Arztes weiterentwickelt hat und seit Jahren erfolgreich in Selbsthilfegruppen anwendet. Sie zeigt vielfältige Möglichkeiten auf, durch veränderte Denkweisen, aber auch durch veränderte Gewohnheiten zu neuer Kraft und innerer Ruhe zu finden.

»Allen Menschen, die unter Stress, Überforderung, innerer Nervosität, diffusen Angstgefühlen oder Panikattacken leiden, kann dieses Buch eine wertvolle Hilfe sein.«
Prof. Dr. Wolfgang Fiegenbaum, Christoph-Dornier-Stiftung für Klinische Psychologie

Lucinda Bassett
Angstfrei leben
Das erfolgreiche Selbsthilfeprogramm
gegen Streß und Panik
broschiert, 280 Seiten
ISBN 978-3-407-22924-3

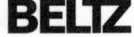